Jürgen Bodelle

ADHS * Depression *Sucht

Die Geschichte eines depressiven Alltags
Eine Fallbeschreibung

Pegasus Bücher

Verlag Pegasus Bücher
Umschlaggestaltung:
GRAPHIC-FACTORY, Hungen
Druck: Totem, Polen
Zweite Auflage

ISBN: 978-3-9824515-8-9

Lektorat:
Markus Bender, Lohra

Kontakte:
Verlagsmail: info@pegasus-buecher.de
Autor: juergen.bodelle@t-online.de

Postadresse:
Pegasus Bücher
Postfach 1111
D-35321 Laubach

Jürgen Bodelle

ADHS * Depression *Sucht

Eine Fallbeschreibung

Wissenschaftsreihe »Psychologie«

Einem depressiven Menschen auf die
Schulter zu klopfen und zu sagen:
»Es wird schon wieder, reiß dich ein wenig
am Riemen«, ist vergleichbar widersinnig
wie die Aufforderung an einen
Rollstuhlfahrer, der beide Beine verloren
hat, er mag nicht so faul herumsitzen und
sich endlich aufraffen und mal aufstehen
und sein Leben wieder in die eigenen Hände
nehmen statt sich herumschieben zu lassen,
damit er wieder mit beiden Füßen
im Leben zu stehen kommt.

Stefan Koenig,
Verrückt und zugenäht – ein Leben auf dem Vulkan
(Skript zur Thematik Depression)

Inhalt

Vorwort

Der hier geschilderte und untersuchte Fall steht im Grunde genommen stereotypisch für eine ganze Generation junger Menschen in unserem Land. In den schrillen Siebzigerjahren ging es zwar hoch her in Sachen Drogen und einer neuen Welle psychischer Erkrankungen, aber der Höhepunkt der Entwicklung zeichnete sich erst 30 Jahre später, in den 2000er-Jahren, ab. Die hier abgehandelte Fallbeschreibung betrifft die Gegenwart. Doch wie es der Gegenwart immanent ist, eine Vergangenheit zu haben, so beherbergt die Gegenwart auch Keime einer ihr bereits innewohnenden Zukunft.

Die Zukunft einer komplizierteren, unübersichtlicheren und chaotischeren Welt wird nicht zum Verschwinden, eher zum Anwachsen psychischer individueller wie massenpsychologischer Probleme beitragen.

Zu Beginn dieser scheinbar schicksalhaften, ganze Gesellschaften ergreifender Entwicklungen – damals in den Sechziger- bis Siebzigerjahren – war ich als journalistischer Beobachter und Berichterstatter zwischen den divergierenden Welten unterwegs. Unterwegs zwischen den modischen und weltanschaulichen Strömungen: zwischen politischen ebenso wie zwischen privatisierenden und mystisch-meditativen Bewegungen sowie jener Strömungen, denen zunehmend intellektuelle Kreise anhingen – der Krishna- und Osho-Anschauung.

Zwischen dem Westberliner Breitscheidtplatz, Gedächtniskirche und Bahnhof Zoo spiegelte sich damals das Jugendbild jener Jahre wider. Dort begegnete ich politischen Agitatoren, die ihre antikapitalistischen Flugblätter an das stoisch antisozialistische Publikum zu bringen versuchten.

Aber auch die Drogenabhängigen sowie die quasi-religiös agierenden Sekten, in denen sich die Sucht-Aussteiger konzentrierten, waren nicht zu übersehen – von den Zeugen Jehovas bis zu »Narconon«, dem propagandistischen Antidrogenverein aus dem weltweiten Netzwerk der Scientology-Sekte. Letztere verfolgte damals – wie auch heute noch – das langfristige Ziel der »globalen Vernichtung« der Psychiatrie und letztlich die Eliminierung nahezu aller Psychotherapieangebote.

In der Halle des zentralen Westberliner Bahnhofs begegnete ich damals Christiane F., die mir Ende der Siebzigerjahre ihr Buch »Wir Kinder vom Bahnhof Zoo« verkaufte. Horst-Eberhard Richter, dessen Seminare ich in den Siebzigern in Marburg besuchte, hatte zu Christianes Buch das Vorwort geschrieben, dem ich damals unumschränkt zustimmte und noch heute beipflichte und vollen Respekt zolle.

Richter (1923 – 2011) war und ist in Fachkreisen wie auch in der populärwissenschaftlichen Öffentlichkeit ein anerkannter Mediziner, Facharzt für Neurologie und Psychiatrie, Psychoanalytiker, Professor für Psychosomatik und ein Sozialphilosoph, dessen Wirken zu seinen Lebzeiten als »großer alter Mann« der bundesdeutschen Friedensbewegung galt.

Er schreibt in seinem Vorwort: „Was dieses Buch an Enthüllungen über ein vom öffentlichen Bewusstsein verdrängtes Elend innerhalb unserer Gesellschaft liefert, erscheint mir wichtiger als zahlreiche einschlägige Analysen sozialwissenschaftlicher Experten. Dieses einzigartige Dokument wird hoffentlich vielen endlich begreiflich machen, dass jugendliche Drogensucht – wie der sich rasch ausbreitende Jugend-Alkoholismus und der Zustrom zu den Jugendsekten – nicht von außen gemacht wird, sondern mitten aus unserer Gesellschaft heraus entsteht.“ *

Eine unruhige, stete Mobilität und Hektik generierende Konkurrenzgesellschaft, in der Karrierismus und Ellenbogen mehr zählen als Besinnlichkeit, Solidarität und innerer Frieden, fordert offensichtlich seinen Tribut. Ich machte damit bereits in jungen Jahren – ich war zu jener Zeit 25 Jahre jung – meine Erfahrungen im unmittelbaren Lebens- und Wirkens-Umkreis meiner Wohngemeinschaft. Mein gleichaltriger WG-Kumpel Rolf stand als Jungunternehmer unter ständigem Erfolgsdruck und wurde in den vier Jahren unserer Freundschaft sukzessive zum heimlichen Trinker – trotz oder vielleicht auch wegen seiner Geschäftsidee, die ihn rasch mit einem enormen Geldregen segnete. Er war der bundesweite Gründer der Second-Hand-Geschäfte und agierte geschäftlich sehr erfolgreich seit 1969.

Eines Tages, im Jahr 1973, fand ich ihn bei meiner Rückkehr mit Schaum vorm Mund und bewusst-

*Christiane F.: Wir Kinder vom Bahnhof Zoo, Seite 5

los hinter der Wohnungstür liegen. Dieser epileptische Anfall nach dauerhaftem exzessivem Alkoholmissbrauch war der Anfang vom Ende. Rolf lag noch ein halbes Jahr im Koma, und da seine urkonservativen Eltern im fernen Frankfurt lebten und sich wenig mit ihrem progressiven Sohn zu befassen trachteten, beauftragte mich das Amtsgericht Tiergarten mit der ehrenamtlichen Pflichtaufgabe, als »Gebrechlichkeitspfleger« für Rolf tätig zu werden. Damals gab es diesen Titel, der die Vormundschaft und die volle wirtschaftliche und persönliche Betreuung der Pflegeperson umfasste.

So kam ich in frühen Jahren in Kontakt mit all jenen Problemlagen, die für junge Leute, die einer Sucht zum Opfer fallen, den Lebensweg in bedauernswerter Weise vorzeichnen. Rolf erholte sich nie wieder von seiner Krankheit, und ich habe für ihn und das Vormundschaftsgericht ein halbes Jahrzehnt gearbeitet. Nach meinem späteren akademischen Werdegang übernahm ich im Alter von 60 Jahren die Betreuung von zwei demenzkranken Senioren und zwei an Parkinson erkrankten Personen für zehn Jahre.

Im vorliegenden Fall sehe ich ein typisches Beispiel neuerer psychischer Erkrankungsformen, die sich miteinander verflechten und zu einer multiplen, vielschichtigen Erkrankung führen – wobei sich selbst die medizinischen Experten nicht immer einig sind, was als ursächlich, was als Folge anzusehen ist und welche Art Wechselwirkung den Erkrankungen letztendlich zugrunde liegt. Ich kann diese Problematik nicht aufklären, nur benennen, erhellen und das Fallbeispiel kommentierend begleiten.

Ausgehend von der sich insbesondere unter Jugendlichen ausbreitenden Aufmerksamkeitsdefizit- und Hyperaktivitätsstörung zeigt der vorliegende Fall deutlich, wie ein Übergreifen der ursprünglichen Erkrankung auf eine Suchterkrankung und somit auf eine weitergehende depressive Folgeerkrankung zu einem komplexen Krankheitsbild führt.

Mir geht es darum, die Verstrickungen, in die ein Patient unvermuteter Weise gerät, zu entwirren und einem klareren Blick für Interdependenzen im Sozial- und klinischen Verhalten Raum zu geben. Zu oft und zu vorschnell werden Krankheitsbilder vereinfacht und Zusammenhänge ausgeschlossen.

Im gegebenen Fallbeispiel erkennen wir die strukturelle Wechselseitigkeit der Erkrankungen. Insoweit kann uns dies den Blick weiten und schärfen, um für die Anerkennung einer differenzierteren Diagnose und somit zu einer zielgerichteteren, umfassenderen Therapie bereit zu sein.

Lich, den 26. Februar 2025
Jürgen Bodelle

Einleitung

Spätestens seit dem Suizid von Fußballprofi Robert Enke 2009 wurde deutlich, dass Depressionen auch im sogenannten Spitzensport unübersehbar Raum greifen. Schließlich ist der Druck groß: Spitzensportler werden an ihren Leistungen gemessen und definieren sich darüber.

Aber nicht nur Sportprofis, annähernd über die Hälfte aller Menschen leiden im Laufe ihres Lebens einmal an einer psychischen Erkrankung mit depressiven Symptomen. Ob Manager, Abteilungsleiter, Leistungssportler oder bereits Jugendliche, Schüler und Studenten – unter den etablierten Berufsgruppen bilden selbst Mediziner hierbei keine Ausnahme. Vielleicht liegt es gerade an der weiten Verbreitung dieser Erkrankung, dass sie ein Tabuthema bleibt.

Dies zeigt zumindest für die Spitzensportler – die wir einen Moment im Auge behalten wollen – eine bereits 2013 erschienene Studie der Sporthochschule Köln auf. Sie wurde in Zusammenarbeit mit der Stiftung *Deutsche Sporthilfe* unter dem Titel »Dysfunktionen des Spitzensports« veröffentlicht. Für diese Studie wurden Online-Fragebögen an 1150 Leistungssportler verschickt. Dabei wurden die Sportler zu drei großen Themen befragt: Doping, Match Fixing (also die Manipulation eines Spiels, weil Wetten auf ein bestimmtes Ergebnis oder Ereignis abgeschlossen wurden) und Gesundheitsgefährdungen.

Die Reaktion der Befragten war unterschiedlich, jedoch äußerten sich über 40 Prozent der Befragten überhaupt nicht zum Themenkomplex depressive Erkrankungen, gleichwohl ihnen Anonymität zugesichert worden war. Mehr als neun Prozent der positiven Rückläufer gaben an, unter Depressionen zu leiden. Dies ist besonders deshalb eine bedenkliche Zahl, weil es sich bei den Befragten vor allem um Jugendliche und junge Erwachsene handelt.

Die Betroffenen sind also in einem Alter, in dem entscheidende Weichen für die Zukunft gestellt werden. Neben Ausbildung oder Studium nimmt der Sport einen entscheidenden Teil ihres Lebens ein. Diese beiden zeitintensiven Dinge unter einen Hut zu bringen, ist nicht einfach. Dadurch können Ängste und depressive Erkrankungen entstehen.

Bleiben wir einen Moment noch bei den Sportlern, gleichwohl es in der vorliegenden Abhandlung nicht um spezifische Berufsgruppen, sondern vorrangig um allgemeine gesellschaftliche Zustände im Zusammenhang mit psychischen Erkrankungen geht.

Auch wenn die gängige Meinung lautet, dass körperliche Betätigung der Psyche generell zuträglich ist, so gilt dies nach bisherigen Erkenntnissen nicht in jedem Fall – zum Beispiel nicht im Fall von Leistungssportlern. Unter ihnen sind Depressionen genauso weit verbreitet wie beim Rest der Gesellschaft: Jeder dritte Athlet weist Untersuchungen zufolge im Laufe seines Lebens die Symptome einer handfesten Depression auf. Bekannt ist auch der Athleten-Burnout, der das Risiko für eine Depression erhöht.

Offenbar schadet Sport ab einem bestimmten Maß der Psyche. Es gibt viele Überlegungen und komplexe Faktoren hierzu, die von der Ursachenforschung zu berücksichtigen sind. Der Psychiater Andreas Ströhle hat eine Sportpsychiatrische Sprechstunde am Universitätsklinikum Charité in Berlin eingeführt. Er stellt fest: „Für Hochleistungssportler existieren andere Risikofaktoren für psychische Erkrankungen als in der Allgemeinbevölkerung. Sie sind anderen Belastungen ausgesetzt."

Allerdings sei der ständige Leistungsdruck nur *ein* Beispiel für die Art dieser Belastungen. Psychologen gehen von der Annahme aus, dass Leistungssportler unter eingeschränkter Selbstbestimmung leiden. Selbstbestimmung jedoch leitet sich nach einhelliger Ansicht der Forscher aus drei Grundbedürfnissen ab, die jedem Mensch eigen sind:

1.Familie zu haben sowie Freund- und Partnerschaften *(Beziehungen)* zu pflegen,
2. unabhängig von anderen handeln zu können *(Autonomie)*,
3. zu etwas fähig zu sein *(Kompetenz)*.

Werden diese drei Grundbedürfnisse nicht befriedigt, kann das – so jedenfalls die fachwissenschaftliche Theorie – zu Depressionen führen. Die Psychologin Marion Sulprizio forscht und lehrt an der Deutschen Sporthochschule Köln. Sie coacht Sportler und kennt ihr tägliches Leben aus eigener Anschauung. Sie sagt: „Der Sportleralltag ist wie das Berufsleben eines hochrangigen Managers."

Spitzensportler hätten neben Training und Wettkämpfen kaum Zeit, um soziale Kontakte zu anderen Menschen als ihren Trainingskollegen zu pflegen, die oft auch noch Konkurrenten sind. Vom Trainer vorgegebene und durchgetaktete Trainings-, Ess- und Wochenpläne lassen den Sportlern zudem wenig Spielraum für eigene Entscheidungen oder Hobbys. Gleiches gilt für die leidigen Vorgaben aus Sponsorenverträgen.

Selbst das Grundbedürfnis nach Kompetenz sei bei vielen Top-Athleten nicht auf Dauer erfüllt, sagt Sulprizio: „Die Sportler perfektionieren zwar ihre Fähigkeiten in ihrer Sportart. Endet die Sportlerkarriere, stehen viele allerdings vor dem Nichts, weil sie bislang keine weiteren Qualifikationen erworben haben. Ihnen fehlt der Plan B." Oft kämen Sportler dann zu ihr in die Beratung. *

Bleiben wir noch einen weiteren kleinen Moment bei den Leistungssportlern. Ein zusätzlicher Risikofaktor für sie, depressiv zu werden, ist der Trainingsumfang. Eine britische Studie mit mehr als 360 jugendlichen Leistungssportlern konnte einen Zusammenhang zwischen Trainingsstunden pro Woche und psychischem Wohlbefinden zwar nicht

*Zitiert nach: https://www.spiegel.de/sport/sonst/depressionen-bei-leistungssportlern-sind-verbreitet-a-942840.html

bestätigen – sie wies jedoch nach, dass besonders erfolgreiche Sportler auch besonders belastet waren, was sich durch Symptome eines »Übertrainings« wie Schlafstörungen, Appetitverlust, Traurigkeit oder mangelndes Selbstbewusstsein äußerte. Übertraining – oder anders ausgedrückt: Überbeanspruchung – verursacht nicht nur ähnliche Symptome wie eine Depression, es erhöht auch die Gefahr, daran zu erkranken, wenn die genetischen Voraussetzungen dafür gegeben sind.

Eine weitere These ist der Einfluss des Hormonhaushalts eines Leistungssportlers auf die Entstehung einer Depression: „Vor einigen Jahre untersuchten Mediziner die Ausschüttung von Stresshormonen bei Marathonläufern. Tatsächlich war deren Stresssystem vergleichbar mit dem von schwer depressiven Menschen", sagt Psychiater Andreas Ströhle. Auch der neurologische Botenstoff Serotonin scheint eine bedeutsame Rolle zu spielen. Denn er beeinflusst nicht nur die Stimmungslage eines Menschen, sondern auch seine motorischen Funktionen. *

Das folgende Fallbeispiel handelt zwar nicht vom Alltag und der Problemlage eines Sportlers, bleibt aber in »klinischer Nähe«. Kinder, Jugendliche, junge Heranwachsende und Erwachsene, die unter einer Aufmerksamkeitsdefizit- und Hyperaktivitätsstörung leiden, werden mit Sport therapiert. Sie stehen allerdings unter einem völlig anderen Druck

* Ebenda.

als zum Beispiel Spitzensportler. ADHS bezeichnet eine Verhaltensstörung, die durch Auffälligkeiten in folgenden drei Kernbereichen gekennzeichnet ist:

1) starke Aufmerksamkeits- und Konzentrationsstörungen,
2) starke Impulsivität
3) ausgeprägte körperliche Unruhe (Hyperaktivität)

Interessant ist, dass viele Betroffenen gerade aufgrund ihrer ADHS auch ganz besondere Ressourcen haben. So kann sich beispielsweise Impulsivität in Spontanität, Flexibilität und ebenso in vielfältiger Kreativität äußern. Eine ausschließlich defizitorientierte Sichtweise von Betroffenen wird diesen nicht gerecht.

Wie bereits erwähnt, verwenden heutzutage die meisten Fachleute den Begriff ADHS zur Bezeichnung der Aufmerksamkeitsdefizit- /Hyperaktivitätsstörung. Mitunter werden aber auch andere Begriffe und Abkürzungen zur Bezeichnung dieser psychischen Störung benutzt *:

- Hyperkinetische Störung (HKS) ist in Deutschland und Europa als Begriff noch weit verbreitet und wird auch noch in der Internationalen Klassifikation psychischer Störungen der Weltgesundheitsorganisation (ICD-10) verwendet, welche die Grundlage für eine Diagnose darstellt.

* ebd.

- Aufmerksamkeitsdefizitstörung (ADS) wird manchmal als Begriff verwendet, um eine Unterform der ADHS zu bezeichnen, die vor allem durch eine ausgeprägte Unaufmerksamkeit und weniger durch Hyperaktivität oder Impulsivität gekennzeichnet ist.
- Minimale Cerebarale Dysfunktion (MCD) oder Psychoorganisches Syndrom (POS) sind ältere Bezeichnungen, die früher verwendet wurden. Diese Bezeichnungen sollten verdeutlichen, dass die Ursachen für die Problematik hauptsächlich in organischen Veränderungen des Gehirns zu suchen sind, die vor allem durch Komplikationen während der Schwangerschaft, der Geburt oder der frühkindlichen Entwicklung entstanden sind. Die Sichtweise, dass solche Faktoren die Hauptursache für ADHS sind, wird heute nicht mehr aufrechterhalten.
- Es gibt noch andere Begriffe, wie sensorische Integrationsstörung, Wahrnehmungsstörung, zentrale auditive Verarbeitungsstörung, die ebenfalls manchmal synonym verwendet werden. Auch diese legen bestimmte Ursachen für die Symptome von ADHS zugrunde, die allerdings wissenschaftlich nicht als Hauptursachen von ADHS belegt werden konnten.

Kinder und Jugendliche mit ADHS zeigen Auffälligkeiten in den Bereichen Unaufmerksamkeit, Hyperaktivität und Impulsivität. Auch andere Kinder sind manchmal unkonzentriert und jüngere Kinder sind meist lebhafter als ältere Kinder. Die Probleme, die Kinder mit ADHS in diesen Bereichen haben, sind aber deutlich stärker ausgeprägt als bei Gleichaltrigen und beeinträchtigen die Kinder zum Beispiel in ihrer schulischen Leistungsfähigkeit oder auch in Beziehungen zu Eltern, Lehrern und Freunden. Die Variationsbreite im Schweregrad der Probleme ist dabei groß und der Übergang von normalem zu auffälligem Verhalten ist fließend. Dies ist ähnlich wie bei anderen psychischen Störungen oder auch körperlichen Erkrankungen, die mehr oder weniger stark ausgeprägt sein können. Dennoch können Fachleute zuverlässig feststellen, ob eine ADHS vorliegt oder nicht.

Zur Diagnose von Aufmerksamkeitsstörungen sind international bestimmte Kriterien vorgegeben, die in dem Klassifikationssystem der Weltgesundheitsorganisation (International Classification of Diseases, ICD-10) und dem Klassifikationssystem DSM 5 (Diagnostic and Statistical Manual of Mental Disorders) festgelegt sind, das vom Fachverband für Psychiatrie in den USA (American Psychiatric Association) entwickelt wurde.

* https://www.adhs.info/fuer-eltern-und-angehoerige/adhs-was-ist-das/

Wie bei allen psychischen Störungen wird der Begriff Krankheit heutzutage bei der ADHS vermieden, um damit den Unterschied zu körperlichen Erkrankungen deutlich zu machen. Man verwendet auch international daher lieber den neutraleren Begriff der psychischen Störung.

Was hat es mit der Unaufmerksamkeit auf sich?

Kindern, Jugendlichen und auch Erwachsenen, die Aufmerksamkeitsprobleme haben, fällt es sehr schwer, begonnene Tätigkeiten zu Ende zu bringen. Sie können sich nur für kurze Zeit auf eine Sache konzentrierten und lassen sich leicht von einer begonnenen Tätigkeit ablenken. Dadurch unterlaufen ihnen ständig Flüchtigkeitsfehler.

Meist sind diese Auffälligkeiten stärker bei Tätigkeiten zu beobachten, die von anderen Personen vorgegeben werden (z.B. Hausaufgaben, Aufgaben in der Schule/am Arbeitsplatz). Bei manchen Kindern tritt diese Probleme auch bei Beschäftigungen auf, die von ihnen selbst gewählt wurden, sodass sie zum Beispiel ein selbst gewähltes Spiel schnell wieder unterbrechen und nicht zu Ende spielen.

Was hat es mit der Hyperaktivität auf sich?

Vor allem im Kindergarten- und im Grundschulalter fallen von Hyperaktivität (starker körperlicher Unruhe) betroffene Kinder und Jugendliche durch ihre Ruhelosigkeit und ihr ständiges Zappeln auf. Diese Unruhe äußert sich z.B. durch ständiges Aufstehen während des Unterrichts oder Mittagessens. Den Kindern fällt es häufig besonders schwer ruhig zu spielen. Sie sind ständig aktiv und laufen oder klettern permanent. Wenn sie aufgefordert werden, ruhig zu sein oder sitzen zu bleiben, können sie sich meist nur für sehr kurze Zeit daranhalten.

Im Jugendalter ist die körperliche Unruhe meist geringer ausgeprägt, jedoch können weiterhin eine starke innere Unruhe und Anspannung vorhanden sein.

Was hat es mit der Impulsivität auf sich?

Die Kinder und Jugendlichen mit einer ausgeprägten Impulsschwäche neigen dazu, unüberlegt und vorschnell zu handeln. Sie folgen ihren ersten Einfällen und Impulsen, ohne über die Konsequenzen ihres Handelns nachzudenken.

Die Impulsivität äußert sich z.B. in folgenden Situationen: Die Kinder beginnen Hausaufgaben, ohne sich die Aufgabenstellung genau durchzulesen, sie platzen mit Antworten heraus, bevor Fragen zu Ende gestellt sind, sie unterbrechen andere häufig und sie können es kaum abwarten, bis sie an der Reihe sind.

Zur Frage der Unterformen:

Die Merkmale Aufmerksamkeitsstörung, Hyperaktivität und Impulsivität müssen nicht alle gleichermaßen vorhanden sein. Bei Kindern mit hohem Schweregrad sind meist alle drei Kernbereiche auffällig und sie treten in allen Lebensbereichen (in der Familie, der Schule und im Freizeitbereich) auf. Bei geringerem Schweregrad sind nicht alle drei Bereiche gleichermaßen auffällig und die Probleme treten auch nicht unbedingt in allen Lebensbereichen in gleicher Stärke auf. Es kann auch vorkommen, dass sich ADHS im Laufe der Entwicklung eines Kindes in unterschiedlichen Formen zeigt:

Im Kindergartenalter dominieren häufig die Symptome von Hyperaktivität und Impulsivität, während in der weiteren Entwicklung, vor allem im Jugendalter, die Unaufmerksamkeit im Vordergrund steht und sich die Hyperaktivität zurückbildet.

Im amerikanischen Klassifikationssystem (DSM 5) werden folgende drei Erscheinungsformen von ADHS voneinander abgegrenzt:

- gemischte Erscheinungsform
- vorwiegend unaufmerksame Erscheinungsform
- vorwiegend hyperaktiv-impulsive Erscheinungsform

Wenn im Jugend- und Erwachsenenalter die Symptomatik zurückgeht, so dass die Auffälligkeiten für die Diagnose nicht mehr ausreichend stark vorhanden sind, ist es nach DSM 5 möglich für Jugendliche und Erwachsene möglich, den Zusatz „in partieller Remission“ zu ergänzen.

Gemischte Erscheinungsform – Kombinierter Typ

Kinder und Jugendliche mit dieser Form von ADHS zeigen Auffälligkeiten in allen drei Bereichen, das heißt sowohl eine ausgeprägte Hyperaktivität, als auch starke Impulsivität und deutliche Unaufmerksamkeit. In der ICD-10 (Klassifikationssystem der Weltgesundheitsorganisation) wird diese Form als hyperkinetische Störung (HKS) bezeichnet.

Vorwiegend unaufmerksame Erscheinungsform

Bei der vorwiegend unaufmerksamen Erscheinungsform der ADHS steht eine ausgeprägte Unaufmerksamkeit im Vordergrund, während Impulsivität und motorische Unruhe (Hyperaktivität) weniger stark ausgeprägt oder gar nicht vorhanden sind. In manchen Fällen zeigen die Kinder und Jugendlichen sogar eher eine deutlich verminderte körperliche Aktivität (Hypoaktivität).

Vorwiegend hyperaktiv-impulsive Erscheinungsform

Bei der vorwiegend hyperaktiv-impulsiven Form der ADHS stehen ausgeprägte Impulsivität (mangelnde Impulskontrolle) und motorische Unruhe (Hyperaktivität) im Vordergrund der Problematik. Die Unaufmerksamkeit ist bei diesen Kindern und Jugendlichen weniger stark ausgeprägt oder gar nicht vorhanden.

Residualtyp

Beim Residualtyp der ADHS sind nicht mehr alle Symptome voll ausgeprägt, die früher - zum Beispiel in der Kindheit - vorhanden waren. Häufig vermindern sich im Jugendalter die Hyperaktivität und teilweise auch die Impulsivität, während zumindest Aufmerksamkeitsstörungen (Unaufmerksamkeit) bestehen bleiben.

Eine häufig vernachlässigte Komorbidität Angsterkrankungen und ADHS bei Kindern und Jugendlichen *:

* Übernommen aus den Mitteilungen für Fachkreise: https://www.takeda.com/de-de/newsroom/mitteilungen-fur-fachkreise/geschuetzt/Fachpressemitteilungen-Takeda/2023/eine-haufig-vernachlassigte-komorbiditat-angsterkrankungen-und-adhs-bei-kindern-und-jugendlichen/ei-kindern-und-jugendlichen/ (03.01.2023

Sowohl ADHS als auch Angsterkrankungen sind sehr verbreitete Störungsbilder, die nicht nur komorbid auftreten, sondern auch ursächlich zusammenhängen und sich gegenseitig beeinflussen können. Etwa ein Drittel bis ein Viertel aller Kinder mit ADHS leiden auch an einer Angststörung [1]. Umgekehrt treten bei 24% aller Kinder mit Angststörungen Symptome einer ADHS auf [2]. Über den Zusammenhang von ADHS und Angst sprachen Prof. Peter Greven, Berlin, Dr. Kirsten Stollhoff, Hamburg, sowie Dr. Roland Burghardt, Berlin, auf einem von Takeda ausgerichteten Symposium im Rahmen des BKJPP-Kongresses.

„ADHS und Angststörungen sind nicht nur an sich weit verbreitete Störungsbilder, sie treten auch häufig komorbid auf", betonte Greven zu Beginn seines Vortrags. Die Erkrankungen können sich gegenseitig in ihrer Symptomatik beeinflussen und ursächlich miteinander zusammenhängen. Neben einer genetischen Prädisposition können auch die Auswirkungen einer ADHS-Erkrankung die Entstehung einer komorbiden Angststörung begünstigen.

Zudem wirken sich auch Umgebungsbedingungen auf die Symptomausprägung beider Störungsbilder aus. „Veränderungen im Schulalltag, wie wir es während der Schulschließungen in der Covid-19-Pandemie erlebt haben, sowie Umgestaltungen im Familienalltag können die Symptomatik der ADHS und Angsterkrankung verbessern oder auch verschlechtern" so der Experte. Ebenso kann auch die Behandlung einer der Erkrankungen einen positiven Einfluss auf die Symptomatik des anderen Störungsbildes haben und damit die Gesamtkrankheitslast deutlich lindern.

Angst als Folge einer ADHS

„Circa ein Viertel bis ein Drittel der Kinder mit ADHS leiden komorbid an einer Angststörung“ erläuterte Stollhoff den Zusammenhang der beiden Erkrankungen [1]. Ebenso zeigen 24% der Kinder mit einer Angststörung Symptome einer ADHS [2]. Besonders häufig sind neben generalisierten Ängsten, vor allem im sozialen Bereich, spezifische Ängste vor bestimmten Situationen oder Objekten. Wie eine Metaanalyse mit 21.000 Kindern mit AHDS-Erkrankungen belegt, zeigt sich bei diesen eine überdurchschnittliche Überforderung bei neuen und belastenden Situationen [3].

Eine weitere Studie mit 3.750 Kindern mit ADHS zeigte zudem eine Beeinträchtigung sozialer Interaktionen [4]. In vielen Fällen kann dies zu einer hohen Rate an Misserfolgen führen, wodurch Ängste generiert werden. „Zudem gibt es eine genetische Überlappung von ADHS und Angststörungen, womit das häufige gemeinsame Auftreten der beiden Störungsbilder erklärt werden könnte“ so die Expertin [5]. „Wird eine Angststörung vermutet, sollten sich die Behandler zudem das nähere Umfeld anschauen, um herauszufinden, ob Angststörungen dort häufiger auftreten.“

Behandlungsmöglichkeiten bei ADHS und Angst

„Eine komorbide Angsterkrankung spielt bei einer ADHS eine wichtige Rolle, kann sich aber hinter der ADHS-Symptomatik verstecken“ erklärte Dr.

Burghardt zu Beginn seines Vortrags. „Eine angemessene Behandlung der ADHS bei Kindern und Jugendlichen stellt die Grundlage für den weiteren Krankheitsverlauf auch bei vorliegenden Komorbiditäten dar." Die S3-Leitlinien geben entsprechende Behandlungsempfehlungen. Bei einer leichten oder mittelgradigen Form von ADHS empfiehlt die ADHS-Leitlinie psychosoziale bzw. psychotherapeutische Interventionen und rät in Einzelfällen bzw. in Abhängigkeit von den konkreten Bedingungen zur pharmakologischen Unterstützung. Bei schweren Fällen von ADHS wird primär eine Pharmakotherapie empfohlen, die parallel durch psychosoziale und psychotherapeutische Interventionen ergänzt werden sollte [6].

Kognitive Verhaltenstherapien und seine spezifischeren Formen können zwar einen positiven Effekt auf Verhalten, Eltern-Kompetenzen sowie Kompetenzen des Alltagslebens haben [7], ihr Effekt auf die Kernsymptome einer ADHS sind jedoch vergleichsweise niedrig [8]. Während eine kognitive Verhaltenstherapie bei einer ADHS die beste Wirksamkeit in Kombination mit Psychopharmakotherapie zeigt [9], empfiehlt Burghardt bei der Behandlung von einer alleinigen Angsterkrankungen primär an eine Verhaltenstherapie zu denken. Für die pharmakologische Behandlung einer ADHS mit komorbider Angsterkrankung werden Stimulanzien oder Atomoxetin empfohlen [6]. Liegt keine komorbide ADHS-Erkrankung vor, eignen sich zur pharmakologischen Behandlung von Angststörungen vor allem SSRIs sowie SSNRIs [9]. Eine klinische Studie zeigte zudem, dass eine Verhaltenstherapie bei Angststörungen mit komorbider ADHS auch einen positiven Einfluss auf die ADHS-Symptomatik haben kann [10]. „Eine ADHS ist pharmakologisch sehr gut zu behandeln. Die Verbesserung der ADHS-Symptomatik kann bei der psychotherapeutischen Behandlung der Angststörung enorm helfen" so der Experte.

[1] Pliszka SR. ADHD and Anxiety: Clinical Implications. J Atten Disord. 2019;23(3):203-205

[2] Last C et al, Archives of General Psychiatry 1991;48(10):928-934

[3] Graziano PA, Garcia A. Clin Psychol Rev. 2016; 46:106-123

[4] Ros R, Graziano PA. J Clin Child Adolesc Psychol. 2018; 47(2): 213-235

[5] Brainstorm Consortium, Anttila V et al. Science. 2018; 360(6395): eaap8757

[6] S3-Leitlinie „Aufmerksamkeitsdefizit-/ Hyperaktivitätsstörung (ADHS) im Kindes-, Jugend- und Erwachsenenalter",
2017; AWMF Registernummer 028-045

[7] Daley D et al. J Am Acad Child Adolesc Psychiatry. 2014;53(8) 835-847.e8475

[8] Daley D et al. J Child Psychol Psychiatry. 2018;59(9):932-947

[9] Wehry AM et al. Curr Psychiatry Rep. 2015;17(7):52

[10] Gosch EA. J Am Acad Child Adolesc Psychiatry. 2018;57(7):457-459

Im vorliegenden Fallbeispiel spielen Sucht und Abhängigkeit eine Rolle im Zusammenhang mit der ADHS-Erkrankung und insoweit auch als Folge in Form depressiver Zustandsformen.

Klären wir zuerst die Bezeichnungen Sucht und Abhängigkeit, denn sie werden im Sprachgebrauch oftmals synonym verwendet. Sucht wird als das zwanghafte Verlangen nach bestimmten Sub-stanzen oder Verhaltensweisen definiert. Die Sub-stanzen werden konsumiert oder Verhaltensweisen werden beibehalten, obwohl negative Konsequenzen für die betroffene Person und für andere damit verbunden sind. *

Abhängigkeit bedeutet, dass der Konsument nicht mehr ohne das Suchtmittel (Alkohol, Drogen, Medikamente) leben kann. In der Fachsprache nennt man dies das »Abhängigkeitssyndrom«. Es zeichnet sich durch eine Anzahl von seelischen und/oder körperlichen Erscheinungen aus. Es kann zwischen substanzgebundenen und sub-stanzungebundenen Abhängigkeiten unterschieden werden. Substanzgebundene Abhängigkeiten sind an den Konsum psychotroper Substanzen (z. B. Alkohol, Nikotin, Cannabis) gebunden.

* Im Folgenden zitiert nach:
https://www.gesunde.sachsen.de/sucht-und-abhaengigkeit-5451.html#:~:text=Sucht%20wird%20als%20das%20zwanghafte,f%C3%BCr%20andere%20damit%20verbunden%20sind.

Psychotrop bedeutet, dass die eingenommenen Substanzen das Bewusstsein und die Psyche verändern können. Substanzungebundene Abhängigkeit spiegelt sich im exzessiven und mit Kontrollverlust verbundenen Ausüben bestimmter Tätigkeiten wider (zum Beispiel Glücksspielen, Nutzung von Social Media etc.).

Zur Diagnose von psychischen Erkrankungen werden international zwei Klassifikationssysteme verwendet: das Internationale Klassifikationssystem für Erkrankungen (International Classification of Diseases – ICD – aktuell noch in der 10. Auflage) der Weltgesundheitsorganisation (WHO). und das Diagnostische und Statistische Manual Psychischer Störungen der Amerikanischen Psychiatrischen Vereinigung (Diagnostic and Statistical Manual of Mental Disorders – DSM-5) in der 5. Auflage.

Gemäß der Diagnostik der ICD-10 darf die Diagnose »Abhängigkeit« nur gestellt werden, wenn mindestens drei der folgenden Kriterien während des letzten Jahres vorhanden waren:

1. Ein starker Wunsch oder eine Art Zwang, psychotrope Substanzen zu konsumieren.

2. Verminderte Kontrollfähigkeit in Bezug auf den Beginn, die Beendigung oder die Menge des Konsums.

3. Ein körperliches Entzugssyndrom bei Beendigung oder Reduktion des Konsums, nachgewiesen durch substanzspezifische Entzugssymptome oder durch die Aufnahme der gleichen oder nahen verwandten Substanzen, um Entzugssymptome zu vermindern oder zu vermeiden.

4. Nachweis einer Toleranz gegenüber der Substanz, im Sinne von erhöhten Dosen, die erforderlich sind, um die ursprüngliche durch niedrigere Dosen erreichte Wirkung hervorzurufen.

5. Fortschreitende Vernachlässigung anderer Vergnügungen oder Interessen zugunsten des Substanzkonsums sowie ein erhöhter Zeitaufwand, um die Substanz zu konsumieren oder sich von den Folgen zu erholen.

6. Anhaltender Substanzkonsum trotz des Nachweises eindeutig schädlicher Folgen.

Am 01. Januar 2022 trat die ICD-11 in Kraft. Seitdem können die Mitgliedsstaaten der WHO ihre Mortalitätsdaten kodiert nach ICD-11 an die WHO berichten. Erst nach einer flexiblen Übergangszeit von mindestens 5 Jahren soll die Berichterstattung nur noch ICD-11-kodiert erfolgen. Der konkrete Zeitpunkt einer Einführung der ICD-11 in Deutschland zur Mortalitätskodierung steht bisher noch nicht fest. Auch die Einführung der ICD-11 in Deutschland zur Morbiditätskodierung wird wegen der damit verbundenen Komplexität noch mehrere Jahre in Anspruch nehmen. Bis zu diesem Zeitpunkt bleibt die ICD-10 die gültige amtliche Klassifikation für Deutschland.

Für Pathologisches Glücksspiel wurden so-wohl im ICD-10 als auch im DSM-5 eigene Diagnosekriterien formuliert. Pathologisches Glücksspiel besteht in häufigem und wiederholtem episodenhaften Glücksspiel, das die Lebensführung der betroffenen Person beherrscht und zum Zerfall des sozialen, beruflichen, materiellen und familiären Umfeldes führen kann. Außer dem pathologischen Glücksspiel sind bisher keine weiteren substanzungebundenen Suchtformen in die ICD-10 aufgenommen worden.

Die WHO hat jedoch die Computerspielsucht (Gaming Disorder) in das ICD-11 aufgenommen und sie somit als eigene psychische Störung anerkannt. Für eine Diagnose der Computerspielsucht müssen die folgenden drei Kriterien erfüllt sein:

(1) entgleitende Kontrolle etwa bei Häufigkeit und Dauer des Spielens,

(2) wachsende Priorität des Spielens vor anderen Aktivitäten und

(3) Weitermachen auch bei negativen Konsequenzen (beispielsweise berufliche, soziale und familiäre Folgen).

Zur Erklärung der Entstehung von Abhängigkeitserkrankungen wird auf das sogenannte bio-psycho-soziale Modell zurückgegriffen. Nach diesem Modell beruht die Entstehung einer Abhängigkeitserkrankung auf einem multifaktoriellen Bedingungsgefüge, das die Faktorengruppen

- spezifische Wirkungen der Substanz,
- individuelle Merkmale des Konsumenten,
- soziale Faktoren der Umgebung

umfasst. Sie sind je nach Substanz, Person und Umgebung in unterschiedlichem Maße wechselseitig wirksam. Das Gefüge ist nicht statisch, sondern dynamisch. In diesem interaktiven Prozess gibt es somit nicht die eine Ursache oder den einen deterministisch wirkenden Einzelfaktor. Viele Faktoren tragen zur Entstehung und zum Verlauf bei, wobei die Wichtigkeit der Faktoren über die Lebensspanne hinweg variiert.

Im Fallbeispiel wird seitens des Patienten erwähnt, er leide sehr wahrscheinlich auch an »Borderline«. Ungeachtet der Fragestellung, ob dies tatsächlich bei ihm diagnostizierbar wäre oder lediglich seiner hypochondrischen Neigung geschuldet ist, wollen wir kurz aus der Fachwelt berichten, was unter einer Borderline-Persönlichkeitsstörung (BPS) zu verstehen ist. *

»Bei der Borderline-Störung handelt es sich um eine Persönlichkeitsstörung, die durch Impulsivität und Instabilität von Emotionen und Stimmung, der Identität sowie zwischenmenschlichen Beziehungen charakterisiert ist. Es handelt sich um ein schwerwiegendes psychiatrisches Krankheitsbild, das auch als emotional instabile Persönlichkeits-störung des Borderline-Typs bezeichnet wird.

Betroffene erleben sich als Opfer ihrer eigenen heftigen Stimmungs- und Gefühlsschwankungen, was zu extremer innerlicher Anspannung führen kann, die dann als unerträglich und peinigend er-lebt wird. Viele setzen selbstschädigende Verhaltensweisen ein, um diese Anspannung zu verringern.

* Vergleiche hierzu: https://www.neurologen-und-psychiater-im-netz.org/psychiatrie-psychosomatik-psychotherapie/störungen-erkrankungen/borderlinestörung/

Vor allem Schmerz spüren viele während der extremen Spannungsphasen kaum oder nur sehr wenig. Selbstverletzungen, Drogeneinnahmen und hoch riskante Aktivitäten lindern die Anspannung sofort, werden dadurch jedoch rasch zu suchtartigem Problemverhalten. Menschen, die an einer Borderline-Persönlichkeitsstörung leiden, fühlen sich innerlich zerrissen, haben ein gestörtes Selbstbild und eine gestörte Körperwahrnehmung. Sie leiden unter massiven Ängsten vor dem Allein-sein und instabilen Beziehungen.

Die Bezeichnung Borderline-Persönlichkeitsstörungen (borderline: »Grenzlinie«) hat ihren Ursprung daher, weil man Betroffene nach psychoanalytischem Verständnis in eine Art Übergangsbereich von neurotischen und psychotischen Störungen ansiedelte, da Symptome aus beiden Bereichen identifiziert wurden. Nach dem Klassifikationssystem der Weltgesundheitsorganisation (WHO), gilt die Borderline-Persönlichkeitsstörung heute als eine Unterform der emotional instabilen Persönlichkeitsstörung. Die Störung tritt häufig zusammen mit anderen Persönlichkeitsstörungen auf (Komorbidität). Das Wissen über das Erkrankungsbild ist in den letzten Jahren erheblich gewachsen. So gilt als gesichert, dass ein Zusammenspiel zwischen genetischen Faktoren und in vielen Fällen frühen traumati-schen Erfahrungen für die Entstehung der Border-line-Störung verantwortlich ist. Über die Hälfte der Betroffenen berichtet von schwerwiegendem Missbrauch, über 60% von emotionaler Vernachlässigung, fast alle aber über ein soziales Umfeld, in welchem sie sich in hohem Maße als fremd, gefährdet und gedemütigt erlebt haben.

An einer Borderline-Störung leiden etwa 3 Prozent der Bevölkerung. Die ersten Anzeichen treten meist schon im Jugendalter auf. Es scheinen etwa gleich viele Männer wie Frauen betroffen zu sein, auch wenn sich deutlich mehr Frauen in eine Therapie begeben. Mehr als 60% der Betroffenen hat mindestens einen Suizidversuch verübt, was die Wichtigkeit einer Behandlung verdeutlicht.«

Nachfolgend das Fallbeispiel mit der Berichterstattung der betroffenen beziehungsweise einbezogenen Personen, jeweils aus ihrem Sichtwinkel.

Die Kommentierung des Autors ist hierzu gut sichtbar *kursiv* abgesetzt und in eckigen Klammern [gesetzt].

Überblick über Personen/Namen, die zum Fallbeispiel berichten oder über die berichtet wird:

Arne Lohra, der Betroffene/der Patient
Gerd Lohra, sein Vater
Emma Lohra, seine Mutter
Jan, Arnes 10 Jahre älterer Bruder, Mediziner
Max, Arnes 9 Jahre älterer Bruder, Architekt
Pit, Freund von Gerd und Vater von Ansgar
Ansgar, Kindergarten- und junger Schulfreund von Arne und schon früh von ADHS betroffen
Marietta, Nachbarin und gute Bekannte von Arne und Drogenkonsumentin
Ferdi und **Carsten**, Freunde von Arne und gelegentliche Drogenlieferanten
Paul, cleaner und echter Freund von Arne
Ashua, WG-Mitbewohner aus Indien
Niklas, WG-Mitbewohner aus Griechenland
John, Auszubildender in der Erzieherschule, Partyveranstalter und Drogendealer
Joshi, Gerds Klassenkamerad aus der Grundschulzeit, der sich ohne Ankündigung umbrachte
Veit, Gerds Jugendfreund, dem der Suizid misslang und danach das Leben (ohne Beine) wiederfand.

<u>Mediziner/Psychologen/Psychiater:</u>
Frau **Düsheim** (Dipl. Psych.)
Dr. **Kardawa** (Hausarzt)
Dr. Zages (Psychiater/Neurologe), leidet selbst unter ADHS
Dr. Freund (Psychologe der Waldklinik)
Schwester Ina (Waldklinik)

<u>Patienten der Waldklinik:</u>
Birgit, Peter, Wolfgang

[Der ***Bericht zum Fallbeispiel*** *beginnt mit der aktuellen Phase, Mitte März 2024. Es berichtet Arne, Protagonist bzw. Patient „vier Monate vor dem Bahngleis …“]*

Arne:

Mein Besuch kommt immer abends, gegen 19:00 Uhr, mindestens einmal in der Woche, manchmal zweimal. Marietta ist vier Jahre jünger als ich, hat aber mit ihren 26 Jahren eine Menge Lebenserfahrung und schon drei Kinder. Wenn sie mich besucht, kauft sie mir einen Teil der Amphetamine ab, die mir meine Psychiaterin verschrieben hat. Ich weiß, es ist nicht korrekt, wie das läuft, aber unser krankes Gesundheitssystem lässt mir keine andere Wahl. Das sind wenigstens saubere Pillen und Marietta braucht keine Angst haben, dass ich ihr Dreck verkaufe.

Ich gebe es ihr aus Mitgefühl ab, nicht wegen der Knete. „Hast du wieder was?“, fragt sie immer, wenn sie mich mit dem verabredeten Klingelsignal – zweimal lang, dreimal kurz – aufgescheucht hat. Ich mag eigentlich keine Überraschungsbesuche. Es könnten auch Bullen sein. Das war erst kürzlich so, und darauf habe ich überhaupt keinen Bock.

Marietta und ich ziehen dann erst einmal einen Joint durch, bevor sie die Pillen von mir bekommt. Dann sitzen wir auf meinem schäbigen Sofa und essen belegte Brote und trinken dazu ein Bier. Kiffen und Bier ist halb so schlimm wie Whisky auf einen Joint. Marietta erzählt mir währenddessen meistens von ihren Kids und ihrer ständigen Überforderung. „Ich kann bald nicht mehr“, meinte sie letztlich.

Ich entgegnete ihr: „Ich kann auch nicht mehr. Mir ist echt alles zu viel. Viel zu viel Stress. Zu viel Enttäuschung. Dazu jetzt das Trauma mit dem Studienplatzverlust. Und inzwischen nur noch Langeweile, Langeweile, Langeweile, Scheißlangeweile."

„Langeweile? Ich wäre froh, wenn ich mal ausruhen könnte. Von morgens bis abends immer nur »Mamma, Mamma, wann gibt's das und das und das? Und wann dies und jenes? Und was soll ich jetzt machen, wer spielt mit mir und wann gehen wir wieder mal ins Einkaufszentrum, Maaamma, Maaamma, Maaamma!« Puh, diese Dauerbeschallung mit Dauerforderungen. Ich drehe bald durch! Das ist nur noch Stress, Dauerstress!" Marietta wirkt auf mich echt verzweifelt. Ob auch ich so wirke, wenn ich anderen von meiner beschissenen Situation erzähle?

Aber wem erzähle ich schon, wie es mir geht und was mich bewegt? Ich habe ja so gut wie keine Kontakte. Na ja, egal. Heute habe ich mal klare Gedanken. Gestern stand ich völlig neben mir. In so einem Zustand bin ich nicht ich. Ich fühle mich wie ein hilfloses Kleinkind. Und wenn dann mein Vater in der Nähe ist, versinke ich in mir und spüre, wie ich in der Zimmerecke zusammensacke. Dann weine ich los wie die Kleinen früher im Kindergarten. Immerhin war ich damals unter den Zwergen noch der Tapfere und Mutige, der nicht gleich losheulte.

So etwas werde ich Marietta niemals erzählen, und genau in dem Moment als ich daran denke, passiert es. Ich spüre die Hitze in mir aufsteigen und weiß, dass ich sofort aufs Klo muss, um mein Gesicht mit kaltem Wasser abzuspülen. Nur so kann ich einem Anfall entgegenwirken. Ich lege mein belegtes Brot eilig auf den Teller zurück, schaue betreten zu Marietta, die an meinem Gesicht abzulesen scheint, dass mich etwas bedrückt. Sie fragt, ob sie mir helfen kann. Sie wirkt echt verstört.

„Nein, danke, muss nur mal schnell auf Toi." Ich lächele, obwohl mich das eine Menge Überwindung kostet, denn der Anfall kennt kein Erbarmen und klettert förmlich in mir hoch.

„Lass dir Zeit, Arne, ich laufe nicht weg. Ich sehe, dir wird schon heiß, allein wenn wir das Wörtchen »Stress« in den Mund nehmen." Sie lacht und greift automatisch in ihre Jeanstasche und legt mir 30 Euro für die Pillen auf den Tisch. Daran habe ich in dem Moment natürlich nicht gedacht. Der aufkommende Anfall hat mich bereits voll im Griff. Letztes Mal hatte ich vergessen, sie an die Knete zu erinnern, als sie die Wohnung verließ. Unten angekommen, erinnerte sie sich dann Gott sei Dank und musste die drei Etagen bis hinauf in meine Dachwohnung noch einmal zurückkommen.

Ich war echt froh, dass sie so ehrlich ist, denn Freunde haben mich schon oft enttäuscht. Zuletzt Lino, der mir den PC einrichtete. Aber an den will ich jetzt nicht denken, das bringt mich auf Hundertfünfzig.

Ich schaue kurz noch zu Marietta und gehe wortlos zur Toilette. Dort schließe ich die Tür hinter mir ab, obwohl ich weiß, dass es eigentlich nicht nötig ist, weil Marietta mir nicht folgen wird. Sofort drehe ich den Wasserhahn auf und halte die Hände darunter. Das Wasser ist schön kalt und erfrischend.

Als erstes ziehe ich das T-Shirt aus, um etwas kühle Luft zu spüren und hässliche Wasser- oder Schwitzflecken auf dem Shirt zu vermeiden. Ich nehme den Waschlappen und mache ihn nass und presse ihn gegen die Stirn, dann kühle ich mit frischem Nass meinen Nacken. Ich lege den kühlenden Lappen auf meine Augen und seufze leise.

Marietta soll mich nicht hören, und allzu lange darf meine Zeremonie nicht dauern. Ich muss fertig werden. Einige Sekunden noch genieße ich die Abkühlung auf der Haut, und dann spüre ich, dass der Anfall und meine Anspannung nachlassen. Ein neuer leiser Seufzer.

Ich empfinde jetzt eine große Müdigkeit, ich habe die Nacht schlecht geschlafen und wurde viel zu früh geweckt. Um sechs Uhr rumpelte die Müllabfuhr durch die Straßen, die Tonnen wurden über das Kopfsteinpflaster gezerrt – wie soll da ein normaler Mensch schlafen?

Mein Vater sagt, das sei eine neue Marotte, bisher hätte mich das nicht gestört, aber seit Neuestem wäre ich überempfindlich geworden. Dann kam natürlich die dumme Frage, ob das mit dem Konsum zusammenhänge. Klar doch, alles, was draußen schiefläuft, hängt mit meinem »Konsum« zusammen.

Carsten hat mir in den letzten Wochen drei Mal von seinem Koks abgegeben, und wir hatten einige Nächte durchgemacht. Ich nehme vielleicht drei Mal im Jahr so einen Wachmacher, wenn es mir zufällig angeboten wird. Doch ich brauche es wirklich nicht – anders ist es mit Cannabis, das mir als ADHSler zur Beruhigung dient. Aber was hat das alles mit der Müllabfuhr und dem schrecklichen Gerumpel zu tun? Ein Lärm wie im Mittelalter. Hätte man doch schon lange vorher dran denken können, als mir mein Vater diese Wohnung in dem kleinen Kaff besorgte: Kopfsteinpflaster führt zu unnötigem Lärm. Lärm lässt mich nicht durchschlafen. Schlafmangel macht krank. So einfach ist das. Weiß doch jeder, das sind doch Basics.

Irgendwann hat er gemeint, ich könne vielleicht etwas früher schlafen gehen. Aber ADHSler sind nun mal Nachtmenschen, und vor zwei Uhr kann ich einfach nicht einschlafen. Wenn mich dann um sechs Uhr die Idioten von der Müllabfuhr aufwecken, habe ich gerade mal vier Stunden geschlafen. Dann rege ich mich derart auf, dass ich auch nicht wieder einschlafen kann, wie mein Alter meint. Der hat keine Ahnung, wie nervig das alles ist, der hat ja auch eine ruhige Wohnung, die nach hinten raus geht, da hört er die Müllmänner halt nicht.

Ich drehe jetzt das Wasser ab, hänge den Waschlappen an den Haken und ziehe mein T-Shirt wieder an. Es ist vorüber, das weiß ich. Aber mir ist bewusst, dass ich jederzeit wieder einen neuen Anfall bekommen kann. Solche Angst-Schwitz-Anfälle sind so überflüssig wie ein Kropf.

Ich glaube, dass ich sie erst seit zwei Jahren habe. Extrem lästig, insbesondere, wenn ich mich draußen aufhalte. Deshalb gehe ich nicht mehr gerne unter Leute und verabrede mich nur noch selten in Kneipen oder Parks. Ich habe keine Ahnung, wie ich es Marietta erklären soll, wenn ich jetzt rausgehe und dann vielleicht bald schon erneut zur Toilette muss. Alles sehr peinlich.

Wieder bei ihr angekommen, entschuldige ich mich nochmals. Doch Marietta scheint gar nicht bemerkt zu haben, wie lange ich weg war, denn sie ist ganz aufgekratzt und nicht mehr so entspannt wie nach dem Joint. Sie scheint mich nur am Rande wahrzunehmen und läuft im Raum hin und her.

„Hast du schon das Speed genommen?“, frage ich und ahne im selben Moment, wie unnütz meine Frage ist, denn genauso verhält man sich eben nach der Einnahme eines Amphetamins.

„Arne, ich muss jetzt gehen“, sagt sie. „Die Kleine muss vom Kindergarten abgeholt werden.“

„Aber es ist doch Abend“, wende ich ein.

„Ich meine, sie muss ins Bett.“

Ich weiß, dass Mariettas Mann jetzt zu Hause ist und auf die drei Kids aufpasst. Ich bin froh, dass ich solche Belastungen nicht stemmen muss. Obwohl … obwohl ich mich eigentlich nach einer kleinen Familie sehne. Aber das ist ein anderes Thema. Dazu bräuchte ich erst einmal eine Freundin, die es mit mir aushält. Und ich müsste natürlich einen Job haben und fette Kohle verdienen. Sonst kriegt man ja sowieso keine Frau ab. Dann müssten wir heiraten, dann die Kids, ja, so ist die Reihenfolge. Und zwischendurch etwas zur Entspannung, um diese Scheiß-ADHS-Unruhe los zu werden.

Im Moment hoffe ich, dass Marietta noch nicht geht. Ich fürchte mich vor der Einsamkeit, und so sage ich irgendetwas Belangloses, nur um sie vom

Weggehen abzuhalten: „Carsten bringt mir morgen Koks, hast du Lust, bei der Party mitzumachen?“

Das ist natürlich nicht fair gegenüber Carsten, denn er hat nicht vor, den Stoff zu teilen, auch nicht gegen Knete. „Nur wir beide!“ hat er gesagt. Ich musste es ihm versprechen. Aber im Moment ist mir mein Versprechen scheißegal, Hauptsache, Marietta bleibt noch einen Augenblick.

„Du wolltest doch vom Koks weg, weil es dich überdreht und du danach total kaputt bist“, antwortet Marietta erstaunlich konzentriert, obgleich sie weiter wie ein gefangenes Tier in meinem Wohnzimmer rumtigert.

„Hab's mir überlegt, ich wird‘ eh nicht lange leben. Höchstens noch drei Jahre.“

Sie stößt einen Seufzer aus. „So ein Quatsch. Fängst du wieder mit *der* Leier an.“

Marietta weiß von meiner Vorahnung. Sie behauptet, es sei eine vorgeschobene Eigenbedrohung, um mich seelisch immer näher an den Abgrund heranzuwagen. Ich habe ihr bereits vor einem Jahr gestanden, dass ich sehr sicher bin, dass mir mit Anfang Dreißig etwas Schreckliches zustoßen wird. Dabei schweben mir zwei Dinge vollkommen klar vor Augen: *Ich will sterben, werde aber nicht sterben können. Ich werde unter fürchterlichen Schmerzen weiterleben.* Das jedenfalls ist das Resultat einer Albtraumserie, die mich bereits seit vielen Monaten quält. Ich glaube an meinen Tod. Aber ich werde ihn nicht dem Zufall überlassen. Ich will ihn planen. Doch das sage ich niemandem.

„Mit Anfang Dreißig, hast du gesagt?“

Ich nicke.

„Dann hast du noch einige Monate Zeit. Anfang Dreißig – das kann mit 31, 32 oder auch noch mit 33 sein“, sagt Marietta und lächelt mild und tröstend, bevor sie fortfährt: „Ich sehe in dir einen cleveren Typen, der klug genug ist, um sich nicht selbst zu zerstören.“

„Zerstören wir uns nicht täglich?“

„Gestern hast du richtig festgestellt, dass uns die Gesellschaft zerstört. Wir nehmen nur die Medizin, die sie uns verbieten wollen, damit wir ihnen nicht auf die Schliche kommen. Und damit wir der Zerstörung entkommen.“

„Das meine ich doch: Man zerstört uns!“

„Du hattest eben aber gemeint, wir selber würden uns zerstören.“

Ich antworte nicht und denke mir meinen Teil. Denn nein, das kann ich nicht gesagt haben, weil ich das Cannabis als Medizin rauche, es soll mich ja beruhigen und nicht vergiften. Es ist – wie die Ärzte sagen würden – mein Mittel der Wahl.

Scheiße ist nur das Nikotin im Joint, das wird mir Lungenkrebs bescheren, ich spüre es jetzt schon. Doch auch der Krebs ist nicht meine Schuld, sondern das Ergebnis der Gesellschaft und ihrer unmenschlichen Gesundheitspolitik, die eigentlich eine Krankmach-Politik ist. Man erlaubt das Rauchen und den Alkohol, aber Cannabis verteufeln sie – auch wenn sie es jetzt teilweise legalisiert haben.

„Na ja, ich werde nicht lange leben, Tatsache!“, sage ich schließlich.

Stille breitet sich aus.

Früher fand ich Stille in Gegenwart anderer bedrückend. Heute finde ich das okay. Nur wenn ich alleine bin und es vollkommen still um mich herum ist, dann beklemmt es mich und ich spüre, wie die lästige Depression an Fahrt aufnimmt. Am blödesten aber ist es, wenn wieder der Schwitzanfall aufkommt. Das ist pures Angstschwitzen, echte Scheiße.

„Nun mal im Ernst, Arne. Du glaubst das doch nicht wirklich, oder?" Marietta sieht mich an als sei ich ein Außerirdischer.

Irgendwie bin ich das ja auch. Die Menschheit erscheint mir mehr als merkwürdig, ein großer komischer exterritorialer Haufen, völlig verrückt, irgendwie eine totale Fehlkonstruktion.

Einer meiner beiden Brüder hat mal gemeint, ich hätte wohl eine Sozialphobie. Nur weil ich der Überzeugung bin, dass die meisten Menschen hohl in der Birne sind und all den Quark zulassen, den Rockefeller und seine Nachfolger im Gesundheitssystem angerichtet haben. Mit Max und Jan habe ich mich überworfen, weil die null checken, was Corona und die Gesundheit betrifft, obwohl Jan Chefarzt ist. Unglaublich!

Damals hat Jan gemeint, dass das, was Rockefeller mit dem Flexner Report 1910 durch seine Stiftung bewirkt habe, nicht mehr und nicht weniger sei als die Begründung der heutigen naturwissenschaftlichen Medizin.

„Er hat die ganze Alternativ- und Naturmedizin ausgelöscht! Einfach zerstört! Alles nur, um seine verpestete Öl-Chemie der verdammten Pharmazie gewinnbringend überzustülpen“, hatte ich geantwortet, doch Jan will einfach bestimmte Fakten nicht gelten lassen. Und umgekehrt wirft er mir das auch vor. So ein Schwachsinn.

Marietta wartet noch auf meine Antwort, obwohl ich es ihr schon zig Mal gesagt habe: *Ja, ich werde nicht lange leben, entweder, weil mich die Gesellschaft durch die Rockefeller-Medikamente umbringt oder weil ich selbst nicht mehr unter den Bedingungen einer Pharmadiktatur leben will. Ich spüre auch, dass mein Gehirn unterfordert ist und ich vor Langeweile langsam verblöde. Das Leben bietet mir nichts mehr – außer Drogen.*

Ich sehe Marietta an und sage: „So ist es, keine Chance mehr.“ Und ich zucke mit den Schultern und schaue auf den Esstisch, wo die Brotreste und die zerknüllten Servietten liegen. Dann nehme ich den letzten Schluck Bier aus der Flasche.

„Das muss ein Scheißgefühl für dich sein“, mutmaßt sie, und ich stimme ihr zu, indem ich bedeutungsschwer nicke.

Wenn sie weg ist, werde ich wieder Langeweile haben.

Diese ewige Langeweile.

Nichts zu tun zu haben, ist so langweilig.

Mein Alter meint, ich solle die Küche nach jedem Furz saubermachen.

Ich soll das Bad sauber halten.

Die Wäsche aufräumen.

Die Wäsche in die Waschküche bringen und waschen und dann aufhängen und, und, und.

„Ja“, wiederholt Marietta, „ein echt beschissenes Gefühl. Ich kann es nachempfinden.“

Wieder nicke ich zustimmend.

Aber im tiefsten Innern weiß ich nicht, ob ich das selbst auch so empfinde. Für mich ist mein baldiger Tod eine unumstößliche Tatsache, eine Gewissheit. Es scheint kein Entrinnen davor zu geben. Das Einzige, was ich noch bedenken muss, ist die Frage, ob ich mit meinem Suizid noch warte, bis die Welt und die Menschheit untergehen, entweder durch Kriege oder Pandemien oder wer weiß was.

Soll ich wirklich noch warten?

Morgen werde ich jedenfalls schon mal sehen, wo ein geeignetes Bahngleis ist. Vorher muss ich noch den Fliegenpilz-Tee ausprobieren. Die heilende Wirkung wurde in TikTok nachgewiesen.

[Es wird Folgendes im Eingangsbericht deutlich: Arne selbst stellt fest, er leide unter ADHS; er konsumiert „zur therapeutischen Beruhigung" Cannabis, er leidet zudem unter Panikanfällen, die er vor seinem Besuch zu verheimlichen versucht. Die Besucherin ist ebenfalls Cannabis-Konsumentin und zudem Konsumentin von Amphetaminen.

Arne gibt zu erkennen, dass er eine tiefe Abneigung und Angst gegen Pharmazeutika hat. Er spricht seine Sozialphobie – indirekt über die Sicht seiner Brüder – an.

Er spricht seine ihn plagende Depression an: seine Langeweile, genährt aus der Ziellosigkeit, Sinnlosigkeit seines Alltags. In der Folge treten Suizidgedanken auf, die ihn fest im Griff zu haben scheinen. Seine Untergangsphantasien beziehen sich über seine Person hinaus auf die ganze Welt. Seine Experimentierfreudigkeit (Fliegenpilz-Tee) bleibt dabei ungebrochen.]

Anfang April 2024
Gerd, der Vater

Es ist der erste ernsthafte Vorfall, der dem Vater passiert. Es ist das erste Mal, dass er den Polizei-Notruf wählt. Noch am Abend zuvor hat er den Song der Puhdys gehört und dabei lange über Arne nachgedacht, so friedlich, so hoffnungsvoll:

Wenn der Abend sich der Stille neigt
Und den Tag zur Ruhe bringt
Leg ich ab die Rast, die mich fast ausgebrannt
Wenn an Stunden, die man abgestreift
Später man noch einmal nimmt
Dann ist vieles, was zuvor war, neu erkannt

An den Ufern der Nacht
Zieht der Tag an mir vorbei
War er gut? War er schlecht?
Habe ich gelebt?
War ein Traum für mich dabei?

Wenn der Abend sich der Stille neigt
Und wenn ich dann bei dir bin
Haben Licht und Schatten ihren Teil getan
Wenn die Wahrheit wie aus Nebel steigt
Und die Zärtlichkeit dir bringt
Halten wir die Zeit für ein paar Stunden an

An den Ufern der Nacht
Zieht der Tag an uns vorbei
Und wir ruhen uns aus, eh wir weitergehen
Wieder neue Wege gehen

Arne ist letztes Jahr 30 Jahre alt geworden. Vor zwei Jahren gab es schon einmal einen Polizeibesuch, damals hatte er Zoff mit einer Mitbewohnerin. Danach gab es mehrere gewaltsame, aber kleinere Vorfälle im familiären Umfeld, die ohne polizeiliche Hilfe geregelt werden konnten.

Doch was heißt »geregelt werden konnten«? Der Vater räkelt sich unruhig in dem alten Ohrensessel aus dem Besitz seiner lange verstorbenen Eltern. Seine Gedanken drehen sich.

Er weiß, wenn es ums Sterben geht, ist eigentlich er als nächstes an der Reihe. Die Generationenuhr tickt. Doch könnte es sein, dass sein jüngster Sohn vor ihm geht?

Dann macht ihm die Unberechenbarkeit, die Bedrohung durch den eigenen Sohn Sorgen. Arne! Was sagt eigentlich der Satz, dass kleinere Vorfälle ohne Polizei geregelt werden konnten? Kann man in einem durcheinander geratenen Gehirn auf ausreichend stabile Vernunft und somit auf eine gewisse Regelhaftigkeit setzen? Oder bleibt immer alles vage und unberechenbar?

Und dann denkt er wieder an die gefährliche Situation. Weshalb Gerd die 110 wählte? Er weiß es im Moment nicht mehr, die Abfolge der Eskalation war so schnell verlaufen und der Schreck hatte ihn so plötzlich überrascht und saß anschließend so tief, dass er jetzt nur noch den einen Sachverhalt, dieses Böse, in Erinnerung hat.

Plötzlich ist ein Teil der Erinnerung wieder da: Arne stürzt mit wild rollenden Augen auf ihn zu und will ihm an den Hals. An den Hals! Der Vater wehrt mit dem Arm ab, hält ihn sich etwas fern, aber mit seiner weit überlegenen Kraft packt Arne ihn am Handgelenk und dreht und drückt und dreht und drückt, bis Gerd ein starker Schmerz durchfährt. Er schreit: „Sei vernünftig, lass das, Arne! Arne, Hilfe!" Und nach einer Weile, als die Wildheit aus Arnes Blick endlich weicht, entkommt der Vater dem Schraubstock der Hände des jungen Mannes. Es war gerade nochmal gut gegangen – an seinem Hals hätte der Schraubstock nicht sein dürfen.

Schon drehen sich die Gedanken wieder: Welch ein Widersinn – war nicht eigentlich er, der Vater, der Beschützer seines Sohnes? Greift man seinen Beschützer an?

Noch eben, als Gerd die Szene zu erinnern versucht, hatte er den Anlass nicht mehr gewusst – er war ihm tagelang entfallen. Doch jetzt, als er in die Angst einflößende Situation noch einmal eintaucht, fällt ihm der Anlass ein. Es ging wieder einmal ums Kochen und um die Gesundheit. Arnes Dauerthema.

Gerd hat für Arne und sich das Mittagessen gekocht und dabei einen Pfannenwender aus Plastik benutzt. Arne reißt ihm den Wender aus der Hand und zerbricht ihn schreiend. „Das vergiftet uns, das macht krank, davon bekommt man Krebs, weißt du das nicht? Was bist denn du für ein Depp!"

Der Vater sagt: „Arne, du hast nicht das Recht, einfach meine Sachen zu zerstören und mich zu beleidigen. Du kannst mich bitten, den Holzlöffel zu benutzen, aber einfach den Pfannenwender zu zerbrechen, das verdirbt mir den Appetit auf unser gemeinsames Essen. Geh bitte hoch in deine Wohnung. Ich bringe dir nachher das Essen.“

„Nein, ich bleibe hier!“

„Geh bitte hoch, ich kann nicht mehr. Den ganzen Morgen über hast du jeden aus unserer Familie für alles Mögliche verantwortlich gemacht – für alles, was dich demnach zerstört habe. Du siehst nicht deine Sucht und deinen frühen Missbrauch von Partypillen. Drei Stunden lang habe ich mir das angehört, nun ist es zu viel. Meine Nerven sind am Ende. Ich kann dich jetzt nicht ertragen.“

Da flippt Arne aus.

[Der Vater berichtet über die Gewalttätigkeit seines einst so friedlichen Jüngsten. Die Gewalt realisiert sich unter psychotischen Schüben, die bereits einige Male aufgetreten sind und zu bedrohlichen Situationen führten, sodass polizeiliche Hilfe angefordert werden musste. Selbst eine einfache und freundlich, aber entschieden vorgetragene Aufforderung zur Distanzierung in einer eskalierenden Situation hat die Eskalation nicht verhindern können.]

Mitte April 2024
Arne Traumata und Ängste

Arne:
Ich hatte bisher keine Zeit, mir das passende Bahngleis auszusuchen, irgendeine ruhige und versteckt liegende Stelle auf dem Bahndamm. Außerdem hat mich bisher Mariettas Einwand an der Suche gehemmt. Sie meinte, bei einem abrupten Bremsvorgang eines Regionalzugs würden eventuell unschuldige Fahrgäste verletzt. Und der Lokführer würde ein Lebtag lang ein Trauma davontragen.

Ein Trauma!

Na und?

Das, verdammt nochmal, habe ich seit langem: Ein einziges Trauma nur? Nein, eine ganze Menge davon!

Ein Trauma wegen des Versagens meiner Familie, denn niemand erkannte in meiner Kindheit rechtzeitig das ADHS, das mich dauernd auf Trab hielt und ablenkte, wenn ich in der Schule ruhig sitzen und nicht herumkaspern sollte.

Dann das Trauma wegen der Scheißtrennung meiner Eltern. Danach ein Trauma wegen meiner Fußverletzung beim Fußball, als ich 16 Jahre alt war und sechs lange Jahre mit Schmerzen leben musste.

Ein Trauma wegen der gesellschaftlichen Ächtung von Cannabis. Das hätte mir damals ärztlich verordnet werden müssen, um das Schmerzempfinden zu lindern – aber nix da. Ich musste es mir selbst besorgen, und wer weiß, was mir da angedreht wurde.

Ein Trauma, weil mir alle Mädels weggelaufen sind, als sie merkten, dass ich nichts auf die Reihe kriege. Dabei kriege ich viel auf die Reihe, aber dazu müssen die Bedingungen stimmen. Ein Trauma wegen der anstrengenden Berufsschule und der Ausbildung zum Notfallsanitäter, puh! Da hatte ich nur mit Unfallopfern oder Schwerkranken zu tun hat.

Ein Trauma wegen des einen schrecklichen Unfalls auf der A 5, den ich nicht vergessen kann. Na ja, allmählich denke ich nicht mehr so oft an diesen Unfall mit dem eingeklemmten toten Fahrer; es ist jetzt immerhin schon acht Jahre her, hat mich aber lange verfolgt.

Dann habe ich nach eineinhalb Jahren diese Ausbildung abgebrochen und meinen Traum vom anschließenden Medizinstudium begraben. Auch das hatte ein Trauma zur Folge.

Danach begann ich die Ausbildung zum Heim- und Jugenderzieher bis mich nach eineinhalb Jahren die Mitschüler beim Direx verpfiffen, weil ich heimlich in der Schule einen Joint geraucht hatte. Abbruch. Trauma. Na ja, so in etwa ging das weiter. Und jetzt soll ich an den Zugführer denken, wenn ich mich von dieser verdammten Welt verabschieden will!

Nun gut, ich muss es halt so anstellen, dass er es nicht direkt mitkriegt. Aber heute geht es mir wieder mal nicht gut. Ich muss einen Tag abwarten, wo ich fit für eine exakte Planung bin. Morgens geht es mir eigentlich niemals wirklich gut. Jeder Morgen ist eine Qual. Wenn ich aufwache, habe ich Depressionen. Alles ist Mist. Die ganze Welt ist verdorben und niemand sieht, wie schlecht es mir geht. Aber egal, die Welt ist sowieso verloren und geht bald unter; da freue ich mich drauf, das will ich noch erleben.

So denke ich fast jeden Morgen.

Immer dasselbe.

Aber dann schwenken meine Gedanken automatisch um, und als Zweites denke ich daran, wie wenig sich meine Brüder um mich kümmern. Nur mein Vater, der ein Stockwerk unter mir wohnt, ist für mich da. Und meine Mutter, zu der ich mit meinem Auto fünfzehn Fahrminuten benötige. Aber die beiden Alten nerven mich auch tierisch. Ich fühle mich so einsam und deshalb nehme ich die beiden in Kauf.

Meine Einsamkeit, oh Gott, das ist ein anderes Thema, da mag ich heute früh nicht daran denken, denn dieses schreckliche Gefühl überfällt mich im Laufe der nächsten Stunden sowieso, egal, ob ich will oder nicht.

Ich gehe spät ins Bett, meist zwischen 1:30 Uhr und 3:30 Uhr. Das ist bei meiner ADHS-Krankheit nicht ungewöhnlich. Da mache ich mir überhaupt keinen Kopf; außerdem ist es biologisch angelegt, dass es tag- und nachtaktive Menschen gibt. Selbst wenn ich wollte: Ich kann vorher einfach nicht schlafen. Meine Eltern sagen, ich solle abends nach 19:00 Uhr nichts mehr essen, dann würde die Energie nachlassen und ich würde früher müde werden.

Was für ein Bull-Shit!

Zwischen 21:00 Uhr und 23:00 Uhr rauche ich meinen Tagesabschlussjoint, und danach esse ich gerne noch einmal etwas Deftiges und wärme mir die Restportion von Papa auf, die er mittags gekocht hat. Ich würde ja gerne selber kochen, aber meine Küche ist halt echt Scheiße.

Die Ablage- und Arbeitsflächen sind viel zu niedrig, alles nach den Maßstäben viel kleinerer Bewohner gebaut, die vielleicht vor hundert Jahren hier in dem Fachwerkhaus wohnten. Ich kriege unter diesen Umständen Rückenschmerzen. Mir würde es reichen, wenn ich mir spätabends einfach nur mal zwei Spiegeleier brate – doch das ist alles viel zu umständlich in dieser Scheißküche.

Früher schlafen gehen? Noch einmal: Wer das verlangt, hat echt keine Ahnung. Wir ADHSler sind nun mal Nachtmenschen, nix zu machen. Wenn ich vormittags zwischen 11:00 Uhr und 12:00 Uhr wach werde, melde ich mich telefonisch bei meinem Vater an, der mit mir frühstückt. Für ihn ist es das Mittagessen.

Allein wenn ich schon daran denke, steigt in mir wieder die Wut hoch: Warum habe ich eine so schreckliche Wohnung, in der man Rückenschmerzen bekommt, wenn man sich in der viel zu niedrig gebauten Küchenzeile ein Essen zubereiten möchte? Meine Eltern nerven mich die ganze Zeit schon mit der Frage, ob sie mal einen Schreiner kommen lassen sollen, damit der den materiellen und zeitlichen Aufwand berechnet und uns ein Angebot macht. Meine Mutter würde die Kosten übernehmen.

Aber das ist letztlich alles für die Katz'!

Ich halte es hier in diesem Kaff eh nicht mehr aus! Ich halte es bei meinem Vater nicht mehr aus; alles geht mir auf die Nerven. Ja, natürlich brauche ich seine Hilfe. Ja, ich bin froh, dass er in der Nähe ist, aber ich kann es trotzdem nicht mehr aushalten.

Und überhaupt: Die ganze Dachgeschosswohnung ist eine einzige große Scheiße. Diese schrägen Wände, da kann man nicht aufrecht gehen und bekommt einen krummen Rücken. Kein Wunder, dass ich jetzt am Morgen bereits mit Rückenschmerzen aufwache. Mit ADHS ist man dazu verdonnert, viel in der Wohnung auf und ab zu gehen. Geht hier aber nicht so einfach. Nicht in so einer Wohnung mit Dachschrägen.

Mein Vater behauptet, dass meine Darstellung der Wohnsituation unzutreffend ist. Er kann dort angeblich überall aufrecht gehen und hat genug Bewegungsfreiraum. Der ist ja auch alt. Der braucht ja auch keinen großen Freiraum.

Wie soll ich denn in diesen schrägen Ecken staubsaugen? Überhaupt ist Staubsaugen für mich als Allergiker nicht das Gesündeste. Was vorne reingesaugt wird, geht hinten durch den Warmluftkanal feinverwirbelt direkt in meine Lunge und verstärkt meinen Lungenkrebs, den ich vom Nikotin rauchen habe.

Mein Vater meint, ich könne froh sein, dass ich eine solch schnuckelige und helle Dachgeschosswohnung habe. Ich finde, er hat keinen realistischen Blick auf meine Wohnung: Weder ist da etwas schnuckelig noch heimelig, wie er immer wieder behauptet, sondern es ist das reine Chaos.

Zum andern ist die Wohnung wegen der viel zu kleinen Fenster alles andere als hell. Dann muss ich daran denken, was ich schon tausend Mal gesagt habe, dass ich entweder eine neue Wohnung brauche oder hier umgebaut werden muss, weil ich auch einen Sportraum brauche, um morgens gleich nach dem Aufstehen den Rücken zu strecken.

Dazu brauche ich Turnringe, die in der Decke verankert werden, damit ich den Rücken strecken kann. So ein Fachwerkhaus muss doch stabile Balken in der Decke haben, das muss doch gehen! Und der Raum muss sauber sein für Bodenübungen, für Dehnübungen.

Ich rieche den Staub, mir wird davon kotzübel; dann werde ich noch wütender, weil meine Eltern zu meinen Brüdern fahren, um dort Enkelbetreuung zu leisten, aber mir hilft keiner. Ich brauche jemand zum Aufräumen und Saugen. Scheißfamilie, auf die ist doch geschissen. Die haben mich krank gemacht mit all der Angst vorm Gras. Die wissen doch nix, gar nix. Keinen blassen Schimmer haben die von Gesundheit und Naturmedizin.

Dabei weiß man doch, dass Cannabis total gesund ist, eine Heilpflanze! Die heilt! Die macht nicht krank! Krank hat mich die Angst gemacht, die man mir in meiner Jugend vor dieser Heilpflanze eingeflößt hat!

Und mir fehlt ganz dringend ein Apple Quadra. Die Windows-Scheiße, die mir Lino installiert hat, dieser zusammengebastelte PC, ist doch völlig unsicher und kann von Viren und Spionagesoftware problemlos durchlöchert werden. Apple ist zwar teuer, aber total sicher. Mit dem Apple-Teil hätte ich nicht versäumt, mich an der Uni zurückzumelden. Dann hätte ich jetzt noch meinen Psychologie-Studienplatz sicher und hätte eine Aufgabe.

Ich könnte später mal entspannt dasitzen und mir die Geschichten von Patienten anhören und hätte in einem Monat meine 5000 Euro sicher. Ich weiß, dass ich das könnte, weil ich weiß, wie es ist, wenn man eine Depression hat, weil ich weiß, wie man sich fühlt knapp vorm Suizid. Ich könnte den Menschen ein hilfreicher Ratgeber sein.

Mein Zufallsbekannter Lino hat mir eine Spionagesoftware in dem von ihm zusammengebastelten Computer aufgespielt, da bin ich mir ganz sicher. Ich kann das Ding nicht mehr benutzen. Es ist zum Fenster raus geschmissenes Geld. Und so etwas bekomme ich zum 30. Geburtstag von meinen Eltern geschenkt! Dann hat sich der Typ nicht nur diesen unnützen Computer bezahlen lassen, sondern mir noch 280 Euro aus den Rippen geleiert. „Ich geb' dir das Geld nächsten Monat zurück, ich habe jetzt eine Arbeit und bekomme dann meinen Lohn ausgezahlt", hat er mir hoch und heilig versichert. Aber jetzt kneift er seit sechs Monaten.

Bevor ich mich umbringe, bring ich Lino um, das ist sicher. Ich bin so enttäuscht. Der hat mich so gefickt. Unglaublich, wie der mich ausgenutzt hat. Ich glaube, ich muss etwas unternehmen.

Mein Leben ist verkackt.

Ich langweile mich, weil ich keine Perspektive habe. In mir herrscht totale Leere. Alles tot. Mein

Leben ist vorbei. Aus. Schluss. Vorbei. Es hat doch alles keinen Sinn mehr.

[Arne zählt seine Traumata auf: 1) Angst vor Suizid wegen Fremdgefährdung: Er könnte durch seinen Suizid andere Menschen belasten; 2) Versagen seiner Familie, die das ganze Ausmaß seiner ADHS-Erkrankung nicht rechtzeitig erkannt haben soll; 3) der Rosenkrieg der Eltern bei ihrer Trennung, die zu seinen Lasten ging; 4) die langjährigen Schmerzen durch den Fußball-Unfall; 5) die gesellschaftliche Ächtung von Cannabis, das ihm aus seiner Sicht half, die schmerzlichen Jahre zu „überstehen"; 6) der Verlust seiner frühen Partnerschaften; 7) die abgebrochen beiden Ausbildungsberufe; 8) die Aussichtslosigkeit, das erstrebte Medizinstudium jemals zu absolvieren.

Er berichtet über seine Morgendepressionen und der im Rahmen dessen bestehende Wunsch, die ganze Welt möge endlich bald untergehen. Er leidet unter seiner Einsamkeit. Seine angeblich ungeeignete Wohnung und die dadurch bedingten Rückenschmerzen bereiten ihm Sorge. Er ist auf die Hilfe seines Vaters offenbar angewiesen, hasst ihn aber genau aus diesem Grunde. Hierin offenbart sich die aus der ADHS-Erkrankung hervorgehende Hilflosigkeit, dessen sich der Patient mit Sicherheit schamvoll bewusst ist und in eine aggressive Abwehrhaltung verfällt. Die Abwehrhaltung gegenüber dem als Vormund empfundenen Vater manifestiert sich in einem Hass auf die Wohnung, die ihm dieser in seiner unmittelbaren Nähe vermittelt hat.

Auffällig sind Arnes hochgestochene Wünsche: die Einrichtung der Wohnung, seine PC-Ausstattung – alles scheint defizitär und ein hinreichender Grund dafür zu sein, dass Arne seinen Alltag nicht strukturiert und erfolgreich zu gestalten versteht. Er „riecht“ den Staub, aber er benötigt Hilfe beim Saubermachen, anstatt sich selbst in der bemängelten Langeweile-Situation Stück für Stück dem zu bewältigenden Ereignis anzunehmen.

Fernerhin ist auffällig, dass seine Angst an einem Punkt zum Vorschein kommt, der in der Medienlandschaft en vogue ist: Er fühlt sich durch einen »Zufallsfreund«, der ihm einen PC zusammengebastelt und installiert hat, ausspioniert. Arne hat den Bekannten dafür bezahlt und ihm darüber hinaus Geld geliehen, dass ihm nicht zurückgezahlt wurde. Arne erkennt darin, dass Lino Freundschaftsverrat und Vertrauensbruch begangen hat. Das lässt in Arne arge Rachegedanken aufkeimen. Im Verlaufe der kommenden Wochen wird dies aber im doppelten Wortsinn »verrauchen«.]

Fünf Jahre zuvor, 2019
Der Vater

Gerd:
Marsha Lineham ist Professorin für Psychologie an der University of Washington. Arnes Vater, auf der Suche nach Erklärungen zu Ursachen-Wirkungs-Lösungs-Zusammenhängen, liest, was sie geschrieben hat: „Menschen mit einer Borderline-Persönlichkeitsstörung sind die psychologischen Äquivalente von Patienten mit Verbrennungen dritten Grades. Sie haben sozusagen keine emotionale Haut. Schon die kleinste Berührung oder Bewegung kann ein großes Leiden verursachen."

Gerd erinnert sich, dass Arne einmal meinte, er sei sich sicher, dass er Borderline habe. Es wurde niemals bei einem Arzt thematisiert und entsprechend niemals diagnostiziert. Zudem ist zu bedenken, dass Arne viele Krankheiten auf die eine oder andere Weise im Internet oder in Freundeskreisen »entdeckt« und sie dann prompt auch bei sich »feststellt«.

Auch Gerd sucht jetzt im Internet nach dem Begriff »Borderline« und findet folgende Erklärung: »Die Symptome der Borderline-Persönlichkeitsstörung können vielfältig sein und umfassen emotionale Instabilität, Angst vor dem Verlassenwerden, impulsives Verhalten, instabile zwischenmenschliche Beziehungen und selbstverletzendes Verhalten wie auch ein chronisches Gefühl der Leere und unangemessenen Zorn.«

Er erkennt in allen Punkten die Problemlagen seines Sohnes. Es fehlen noch Misstrauen gegenüber der Pharmaindustrie und dem Gesundheitssystem, Hypochondrie, Eifersucht, ein Gefühl der Benachteiligung, Hoffnungslosigkeit sowie eine generelle Angst- und Zwangsstörung. Wie soll, wie kann oder vielmehr wie muss sich Arne aus diesem engmaschigen Gefängnis unheimlicher Gefühle und komplexer Behinderungen befreien beziehungsweise befreit werden?

Neulich sprach Gerd mit seinem Freund Lars über Arnes Depressionen. Beide sind zusammen 138 Jahre alt, und Lars hat, wie Gerd, drei Kinder, alle drei wohlauf und im normalen Berufsleben stehend. Gerd verglich Arnes Depressionen mit einer lebensbedrohlichen Krankheit, und Lars sah seinen alten Schulfreund merkwürdig fragend an: „Was meinst du mit lebensbedrohlicher Krankheit?“

„Ich meine zum Beispiel Krebs.“

„Das ist doch nicht dein Ernst, oder? Krebs ist meistens tödlich. Du kannst das doch nicht vergleichen, letztendlich! Also Gerd!“

„Die hohe Selbstmordrate in unserem Land erklärt sich durch sehr viele Menschen, die langzeitig an Depressionen erkrankt waren und die sich in ihrer heillosen Verzweiflung das Leben nahmen. Irgendwie ist das dann doch auch irgendwie tödlich, letztendlich, oder?“ Gerd kann mit Lars locker reden, auch über traurige Themen.

„Ich finde, du siehst das zu eng. Depressionen sind meines Erachtens eine chronische Form der Unzufriedenheit. Unsere heutige Jugend ist zu verwöhnt, macht zu schnell schlapp und ist zu schnell mit allem unzufrieden. Die müssen sich nur mal aufraffen und die Sache angehen. Krebs hingegen ist eine körperliche Erkrankung, an der man selbst nichts ändern kann."

Wenn Gerd die Not seines jüngsten Sohns aus seiner tagtäglichen Erfahrungsperspektive betrachtet, dann muss er dieser Abstempelung entschieden widersprechen, denn sie ist ungerechtfertigt. Und er antwortet: „Ich sehe, höre, spüre und erfahre jeden Tag mit allen meinen Sinnen, dass Arne sehr unter seinen Depressionen leidet und aus Verzweiflung immer mehr Drogen nimmt."

„Du sagst es selbst: Er nimmt Drogen, um der Realität zu entfliehen."

„Ich muss es wohl differenzierter formulieren: Seine Depressionen überfallen ihn dermaßen stark und so oft, dass ihm nur ein Cannabis-Joint auf medizinisch-sanfte Weise eine Ruhepause verschafft. Inzwischen greift er aus purer Verzweiflung regelmäßig zum Joint, Genuss sehe ich da wenig."

„Ich weiß nicht, ob man das als »medizinisch-sanfte« Behandlung bezeichnen kann. Ich bin da kein Fachmann, aber sehr skeptisch."

„Sehe ich für mich genauso, bin auch kein Haschisch-Experte. Aber irgendwie will Arne dieser Verzweiflung entfliehen. Vielleicht ahnt er sogar, dass das Marihuana die Ursache seiner Depressionen sein könnte. Ich weiß es nicht. Er redet oft genug davon, dass sein Leben keinen Sinn hat und er Schluss machen möchte. Alles sei eine Qual. Wenn er doch nur eine Pistole hätte. Manchmal weint er dazu wie ein Kleinkind. Doch er findet eben gerade aufgrund seines umfassenden Krankheitsbildes zu keiner positiven Lösung, zum Beispiel zu einer Behandlung. *Lieber einen schnellen Tod als einen Tod auf Raten durch Pharmazeutika,* hat er neulich gesagt."

„Ich finde es komisch, dass er dir und seiner Mutter mit seinen Depressionen rücksichtslos die Hölle auf Erden bereitet und nicht den Mut findet, eine professionelle Behandlung zu beginnen. Falls er Angst vor dem Entzug hat, dann muss er doch bei all seinem medizinischen Wissen begreifen, dass es Medikamente gibt, die nicht vom Teufel persönlich stammen und die ihm den Entzug erleichtern."

Was soll der Vater darauf antworten? Er weiß, dass es für Arne die Hölle auf Erden ist. Er weiß, dass Arne keine Entscheidungen treffen kann. Wenn er es nur könnte! Wenn es nur so einfach wäre! Gerade das ist ein Merkmal von Depressionen: Man will zwar etwas anderes, schafft es aber einfach nicht. Man ist der Krankheit ausgeliefert.

Arne, das weiß Gerd, sucht nach Alternativen zum Joint, nach Naturmedizin, die ihn nicht der verhassten Pharmazie ausliefert. Arne denkt an CBD-Öl mit einem THC-Gehalt, der fein und zielgerichtet auf sein Leiden abgestimmt ist.

Doch es gelingt ihm nicht, dies mit seiner Psychiaterin, die ihm pharmazeutische ADHS-Mittel verschreibt, zu besprechen. Er kann es nicht anpacken, weil er es einfach nicht schafft, er kann sich nicht zu solch einer einfachen Frage überwinden, weil er Angst vor der Absage hat. Arne schafft es nicht einmal, seine Zweieinhalb-Zimmer-Wohnung in Ordnung zu halten – und klagt dabei unentwegt über diese schreckliche Leer in seinem Alltag. Er steigt über die Haufen dreckiger Wäsche in seinem Flur hinweg, ohne sie in den danebenstehenden Wäschesack zu stopfen und die drei Stockwerke hinunter in die Waschküche zu tragen.

Zugleich langweilt er sich zu Tode.

Wenn sein Vater sie nicht nach zwei Tagen, kurz bevor die Wäsche zu stinken beginnt, nach unten bringt, würde sie bis zum Sankt-Nimmerleins-Tag dort liegen und wäre mit Stockflecken übersät. Zugleich hat Arne panische Angst vor Bakterien, die ihm überall auflauern können, und ihn mit den Hinterlassenschaften aus ihrer Zersetzung vergiften. Deshalb wird jede saubere Tasse, jeder saubere Teller aus der Geschirrspülmaschine vor Benutzung noch einmal gründlich mit Wasser abgespült.

Gleichzeitig dieser stinkende Wäschehaufen vor seinen Füßen, unweit vom Bett. Ein ständig sichtbarer Widerspruch und zugleich Vorwurf an ihn selbst. Es mutet an wie eine schlecht laufende Beziehung.

„Hast du den Wäschehaufen denn schon jemals liegen lassen und ihn dem Vergammeln überlassen?", fragt Lars seinen guten, alten Freund. Gerd vermutet, dass Lars vermutet, es handele sich bei der Erziehungsgeschichte rund um Arne um eine anerzogene Hilflosigkeit. Doch das zeigt Gerd nur, dass Lars durch seine glücklichen Lebensumstände, durch das Glück, gesunde Kinder zu haben, keinen blassen Schimmer von Arnes komplexem Krankheitsbild hat.

Und dass er es sich offensichtlich auch nicht im Entferntesten vorzustellen vermag.

Ungeduldig wiederholt Lars seine Frage: „Hast du Arne mal auflaufen und den stinkenden Wäschehaufen liegen lassen?“

„Hab‘ ich, gewiss, gewiss! Sogar unzählige Male!“, bescheidet ihn Gerd.

„Und?“

„Und die Wäsche landete jedes Mal im Restmüll“, antwortet Gerd und fügt fragend hinzu: „Und meinst du, das heilt meinen Sohn?“

Die Freunde kennen sich so lange. Sie versuchen so lange schon, einander zu verstehen. Und sie verstehen sich in allem. Bis auf diese eine einzige Sache. Diese Sache mit Arne, die kann Lars weiß Gott nicht verstehen.

Es herrscht deshalb kein Misstrauen zwischen ihnen, und sie bereden das Thema auch nicht unendlich lange und ausführlich. Es scheint, als sei ein unausgesprochenes Tabu zwischen sie geraten, völlig unabsichtlich, unnütz und störend wie ein Fremdkörper.

Lars hat auf die rhetorische Frage seines Freundes nicht geantwortet. Was hätte er sagen sollen? Was hätte er antworten können, ohne Gerd zu verletzten?

Beide schweigen.

Wenn sie auseinandergehen, umarmen sie sich.

So auch dieses Mal.

Und Lars sagt völlig unbeabsichtigt: „Es tut mir so leid.“

[Gerd – Arnes Vater – berichtet über seine Recherche zu Arnes Krankheitsbild und schildert die Ergebnisse eines Informationsaustausches mit seinem Freund Lars, der selbst Vater von drei Kindern ist. Dieser sieht Depressionen als eine Art Modeerkrankung an und empfiehlt Gerd eine härtere Gangart. Lars stellt die Suchtproblematik, den Cannabisgebrauch, in den Vordergrund seiner Betrachtung und ist der Meinung, dass es Gerd gelingen sollte, seinen Sohn zu einer pharmazeutischen Medikation zu bewegen.

Gerd schildert Lars die Sicht seines Sohnes, der zu Folge alle Pharmaprodukte des Teufels sind und nach Ansicht Arnes noch mehr und in neue Suchtabhängigkeit führt. Gerd berichtet seinem Freund vom mangelnden Ordnungssinn seines Sohnes (stinkende Wäsche!), was Lars zu der Frage veranlasst, was passieren würde, wenn Gerd seinem Sohn nicht hinterherräumt. Bezeichnet die Hilflosigkeit des Vaters, der wahrheitsgemäß antwortet, dass dann die verunreinigte und zwischenzeitlich verschimmelte Wäsche entsorgt werden muss. Er habe das Experiment bereits durchgeführt.

Die beiden Freunde erörtern die Frage, weshalb Arne nicht den Mut findet, mit seiner Psychiaterin offen über Cannabis und seine Haltung zur Naturmedizin zu sprechen. Gerd vermutet, dass hier die Angst eine Rolle spielt: die Angst vor einem Abblocken durch die Medizinerin, die es gewohnt ist, auf pharmazeutische Produkte zurückzugreifen.]

Acht Jahre vor dem Bahngleis, 2016

Arne, nach der abgebrochenen Ausbildung zum Notfallsanitäter

Arne:

Ich bin meiner Mutter dankbar, dass ich nach meinem Ausbildungsabbruch bei ihr einen Übergangsjob gefunden habe und mein eigenes Geld verdienen kann. Sie hat mit 52 Jahren noch einmal einen beruflichen Neustart als Bestatterin hingelegt, und jetzt helfe ich beim Abtransport der Leichen, denn das ist körperlich eine sehr anstrengende Arbeit. Ich bin durchtrainiert und habe meine Muckis im Fitnessstudio durch das Hanteltraining und das Bankdrücken gut ausgebildet. Wenigstens diese Ausbildung hat geklappt.

Als nächstes möchte ich ganz neu starten. Was mir neben Medizin am meisten zusagt, ist irgendetwas mit Erziehung und Jugendarbeit. Vor dem Ausbildungsbeginn als Notfallsanitäter habe ich in Fulda 2013/2014 mein Freiwilliges Soziales Jahr bei der *Lebenshilfe* absolviert. Ich habe in einer Behindertenwerkstatt den Klienten bei ihrer Handwerksarbeit geholfen oder einfach nur aufgepasst, dass ihnen nichts passiert. Da habe ich gemerkt, dass das ein interessanter Beruf sein könnte.

Ich wäre gerne Jugendhelfer und würde Jugendlichen helfen, wenn sie in irgendeiner Weise mit ihrem Leben nicht klarkommen. Ich werde mich wahrscheinlich bei einem Ausbildungsinstitut bewerben.

Zwei Wochen später habe ich herausgefunden, dass man nicht nur keine Ausbildungsvergütung für diese Berufsausbildung erhält, sondern obendrein noch eine deftige Schulgebühr bezahlen muss, wenn man sich an einer der Fachschulen für eine Jugend- und Heimerzieher-Ausbildung einschreibt.

Meine Mutter hat ein gutes Einkommen und sich bereit erklärt, die Gebühren zu übernehmen. Ich finde das allerdings alles sehr ungerecht. Einerseits braucht die Gesellschaft dringend Fachkräfte für die Jugendarbeit, das ist quasi ein systemrelevanter Beruf. Andererseits muss man sich mit Privatkapital diese Ausbildung leisten können.

Alles sehr merkwürdig, aber so ist halt das Scheißsystem. Und das in Deutschland, wo wir doch angeblich zu den reichsten Ländern der Welt gehören. Wie armselig! Ob ich mich auf einen neuen Ausbildungsversuch einlassen soll? Man muss darüber schlafen.

Wichtig wäre, dass ich Ausbildungshilfe erhalte – das ist so etwas wie Bafög, denke ich. Ich habe mich überall erkundigt. Vom Arbeitsamt über das Jobcenter bis zum Sozialamt habe ich alle Ämter abgeklappert – aber da gibt es alle möglichen Formulare, nur keine Unterstützung für eine Berufsausbildung für einen wie mich. Ich hätte vielleicht vorher langzeitarbeitslos sein müssen. Oder meine Beine müssten fehlen oder so etwas in der Richtung.

Ich wohne derzeit in Wenzhausen, einem kleinen 5000-Seelen-Ort. Dort wohne ich in meinem Geburtshaus bei meiner Mutter Emma, die mit meinem Stiefvater Manfred in einem rustikalen ehemaligen Kinderheim wohnt – vielleicht ein gutes Omen für meinen zukünftigen Beruf. Mein kleiner Wohnbereich ist im Souterrain, und wenn eine Bestattung auf dem Tages- oder Nachtprogramm ansteht, bin ich gleich für Manfred und meine Mutter abrufbereit.

Doch diesmal ist etwas anders.

Ich wache mit einem Brennen in der Brust auf.

Ich bin schlagartig wach und höchst alarmiert, weil ich jetzt ganz sicher bin, dass sich genau an dieser Stelle ein Krebsgeschwür entwickelt. Immer wenn ich rauche, habe ich daran gedacht, dass es passieren könnte. Ich habe das Brennen schon einige Male verspürt, aber niemandem etwas gesagt, weil ich Angst habe, dass es dann offiziell wird. Das wäre schrecklich. Ich will es gar nicht genau wissen, was sich da tut, doch es macht mir Angst.

Mein Herz rast vor Aufregung. Und ich hatte doch einige Stunden vorher noch solch ein Glück, dass ich um 6:00 Uhr wieder einschlafen konnte, nachdem mich ein krähender Hahn geweckt hatte. Ich habe das Vieh noch zwei oder drei Mal gehört, aber dann fiel ich wieder in einen Schlaf, der zwar nicht besonders erholsam, aber einfach noch nötig war.

Ich schaue auf das Handy; es ist jetzt 11:30 Uhr und ich versuche, die Situation zu erfassen, mich irgendwie zu beruhigen. Ich atme tief durch und prompt meldet sich wieder das Brennen in der Brust, diesmal noch stärker. Der Krebs antwortet auf mein tiefes Atmen. Scheißkrebs. Ich springe aus dem Bett und renne ins Bad, um das Brennen mit einem

Kaltwasserschock auszubremsen. Das Brennen weitet sich aus, greift auf den linken Oberarm und dann auf den gesamten Oberkörper über. Verdammt heiß. Alles brennt.

Das muss ein Herzinfarkt sein. Mein Vater hat mal davon erzählt, wie sein Onkel das empfunden hat. Ich glaube, bei dem fühlte es sich genauso an. Herzinfarkt! Da muss man schnell handeln. Soll ich die Notarzt-Nummer wählen oder soll mich Emma lieber gleich in die Klinik fahren? Vielleicht schläft meine Mutter noch. Ich rufe lieber den Notarzt an. Was aber, wenn die mich auslachen?

Ich heule tränenlos, weil mein Körper keine Zeit hat die Tränenfabrik zum Laufen zu bringen.

Ich schaue noch einmal auf die Uhr und dann wird mir klar, dass meine Mutter um Halbzwölf nicht mehr schläft. Also ziehe ich mir schnell etwas über und gehe von meinem Souterrain-Zimmer hoch ins Erdgeschoss und klingele an der Wohnungstür.

Manfred öffnet, und ich stürze mit einem »Hallo« an ihm vorbei und auf Mama zu, die in der Küche am Werkeln ist. Ich falle ihr um den Hals und frage sie laut schluchzend, ob ich einen Herzinfarkt habe.

„Nein“, antwortet sie und nimmt mich in die Arme. „Das ist ganz sicher eine neue Form deiner Panikanfälle, mein Sohn. Eine wirklich schrecklich blöde Sache, dürfte aber bald vorbeigehen. Setz dich, ich bringe dir einen Tee und einen Toast.“

Ich setze mich auf den antiken Stuhl mit den Armlehnen, der von meinen Großeltern stammt.

Dieser große lange Tisch, an dem ich schon als Kind mit meinen Brüdern und Papa und Mama beim Essen saß, ist mir sehr vertraut. Jetzt setzt sich Manfred gegenüber auf die Tischbank und nickt mir zu und sagt: „So eine Panikattacke ist Mist, aber denke dran: So wie sie kommt, so geht sie auch wieder."

Mama serviert uns beiden Tee und stellt das Körbchen mit den Toasts und Butter auf den Tisch und daneben die selbstgemachte Himbeermarmelade, die mein Vater immer mitbringt, wenn er hierher zu Besuch kommt. Ich bin so froh, dass sich meine Eltern wieder verstehen und Manfred und Papa ein freundschaftliches Verhältnis miteinander pflegen.

Manchmal funkt mir in diese Zufriedenheit ein unangenehmer Gedanke dazwischen und versucht, Misstrauen gegen meine Eltern zu säen: »Ohne ihre ewigen Streitereien nach der Trennung hätten sie sich mehr um mich und mein ADHS kümmern können, und dann ginge es mir heute nicht so schlecht!«

Nach dem Frühstück legt Mama für uns drei die Zigarettenschachtel auf den Tisch und wir paffen eine. Sie fragt mich: „Panikattacke vorbei?"

Ich nicke und quäle mir ein Lächeln ab.

„Du musst das zulassen, Arne", meint sie sanft. „Akzeptiere, dass du ein bisschen krank bist, weil du im Moment nicht weißt, wohin dein Lebensweg gehen könnte. Diese Unsicherheit schürt Angst und löst so etwas wie Panik in dir aus. Das ist halt so. Manfred und ich sind ja für dich da. Du hast vielleicht eine neue Perspektive als Jugend- und Heimerzieher. Lass es dir durch den Kopf gehen und wenn du dich entschieden hast, dann helfen wir dir bei der Anmeldung."

Na ja, auf Manfred kann ich wenig zählen. Er hat mit sich selbst genug zu tun. Aber auf meine Mutter kann ich zählen, auch wenn sie manchmal wie ein übernervöses Huhn herumgackert. Ich kenne sie ja und kann sie so nehmen wie sie ist. Sie toleriert mich. Ich toleriere sie.

Ich teile mir mit meinem Vater im Nachbarort das Auto, einen alten Mercedes. Damit fahre ich nach Liezheim, ein genauso weltverlorener Ort mit etwa doppelt so vielen verlorenen Seelen wie hier in Wenzhausen. Doch immerhin stehen den zehntausend Seelen dort noch drei Metzger zur Verfügung sowie fünf Bäckereien, zwei Schneidereien, drei Bestattungsunternehmen, wovon eines meiner Mutter gehört, und dann gibt es noch einen Vodafon-, O²- und einen Telekom-Laden.

Als ich bei meinem Vater ankomme, fühle ich mich auf einmal völlig ausgelaugt. Ich spüre plötzlich meine Einsamkeit. Was erwartet mich außer ihm?

Nichts.

Ich habe alle meine gleichaltrigen Kontakte verloren. Ich kann nicht länger alleine sein. Irgendwas in mir ist ein bisschen kaputtgegangen.

Ich klingele bei Papa.

„Na, Pause vom Hotel Mama?" Papa schaut mich fröhlich an. Typisch! Er erkennt nicht meinen Schmerz, und dass ich ihn jetzt nur deshalb besuche, weil ich mich langweile und einsam fühle.

„Brauchst du heute noch das Auto?“, frage ich, um vor mir selbst von meinen Schwächen abzulenken und ihm einen triftigen Grund zu geben, weshalb ich jetzt vor der Tür stehe. Ich kann das wieder mal nicht alleine auf die Reihe kriegen.

Dann fällt mir eine gute Idee ein, vielleicht macht er ja mit, und so frage ich: „Wollen wir heute mal gemeinsam zum Sport?“

Mein Vater geht seit Jahren zum Fitnesscenter im fünfzehn Minuten entfernten Höxeln. Wir gehen oft zusammen trainieren und anschließend machen wir ein oder zwei Saunagänge.

„Natürlich gehen wir zusammen“, sagt Gerd. „Macht doch viel mehr Spaß zu zweit.“

Während der Autofahrt sitze ich auf dem Beifahrersitz, und er fragt mich irgendwie immer aus, das ist jedenfalls mein Gefühl, obwohl er schon oft gesagt hat, er genieße diese Zeit, wenn wir mal zu zweit in Ruhe reden könnten. Er liebe einfach das ungezwungene, offene Wort. Und man komme viel zu selten dazu, obwohl man täglich lange miteinander zu tun habe.

Ich will ihm heute nichts von meiner Panikattacke erzählen und so fällt mir nur ein einziges Thema ein, und das ist dann auch tatsächlich mein spontaner Entschluss für die weiteren Etappen in meinem Leben. Ich sage mit fester Stimme: „Ich werde mich in Mannheim zur Heim- und Jugenderzieher-Ausbildung anmelden.“

„Super!“, sagt Papa und wirft mir einen anerkennenden Blick zu.

Eine Woche später hat er mit mir gemeinsam meinen Lebenslauf schöngeschrieben und wir haben die Anmeldung an die SRH, eine staatlich anerkannte Fachhochschule in Heidelberg, abgeschickt. Alleine hätte ich diesen ganzen Formalkram nicht geschafft, glaube ich. Wie schön unkompliziert war meine Kindheit und Jugendzeit.

Wenn ich jetzt wieder an die früheren Zeiten denke, könnte ich entweder kotzen oder mir kommen die Tränen. Vieles war so einfach und normal und schön. Und dann war da trotz allem immer dieses merkwürdige Gefühl, dass ich anders ticke als all die anderen.

[Arne berichtet über seine Aushilfsarbeiten für das Bestattungsunternehmen seiner Mutter; er denkt über seine berufliche Zukunft nach und fasst den Beruf als Heim- und Jugenderzieher ins Auge. Er reflektiert recht treffend die soziale und gesellschaftliche Situation rund um diesen Ausbildungsberuf. Kognitive Einschränkungen sind nicht feststellbar.

Er berichtet über eine nächtliche Panikattacke und wie ihn seine Mutter zu beruhigen vermag. Arne gibt bei seinen Reflektionen zu erkennen, dass er sich über die Aussöhnung seiner Eltern freut und dass er auch erleichtert darüber ist, dass sich sein Vater und sein Stiefvater gut verstehen. Zugleich wird ihm dann bewusst, dass die früheren elterlichen Streitereien offenbar zu einer Vernachlässigung seiner ADHS-Erkrankung führten. Dieser Aspekt (die elterlichen Zerwürfnisse als Ausgangspunkt seiner generellen Krankheitsbilder) taucht immer wieder in seiner Erzählung auf.

Er gibt seinem Schmerz aufgrund einer tiefempfundenen Einsamkeit und Verlorenheit Ausdruck und bedauert den Verlust seiner gleichaltrigen Kontakte. Er erwartet von seinem Vater, er möge ihn von seiner Langeweile und Einsamkeit erlösen – was dieser offenbar nur ansatzweise zu leisten vermag. Vater und Sohn betreiben immerhin gemeinsam Sport im Fitnesscenter.

Zum Schluss seiner Reminiszenzen fasst Arne einen Entschluss: Er will sich zur Heim- und Jugenderzieher-Ausbildung anmelden. Sein Vater begrüßt den Entschluss und hilft ihm bei den formalen Erfordernissen, da Arne sich dazu außerstande sieht.]

Wie alles begann, 1993

Arne wurde im November 1993 im Haus seiner Familie geboren und war ein sehr hübsches und süßes Baby, also echt hübsch und echt süß. Nicht dieses Hübsche und Süße, was *alle* Eltern ihren Babys zuschreiben. Bald schon war er ein kleiner dunkelhaariger Wuschelkopf mit kugelrunden großen, blauen Augen, verspielt, verträumt, friedlich, niemals streitsüchtig, oftmals wie geistesabwesend als wenn er sich in einer Märchenwelt bewegt. Der älteste Bruder, Jan, zehn Jahre älter als Arne, und Max, neun Jahre älter, befassten sich liebevoll mit ihrem kleinen Bruder.

Gemeinsam ging man als Familie zu Schulfeiern, fuhr mit dem großen Wohnwagen und der geliebten Familienhündin Arischa in den Urlaub nach Frankreich und Spanien. Und da die beiden älteren Brüder als Jugendsegler bei Regatten unterwegs waren, fuhr Arne stets mit und bewunderte die Wassersportwelt der großen Brüder, die Siegerehrungen, die Feiern – und Arne wurde überall bewundert als der süße Kleine, der jedoch viel Aufmerksamkeit nicht nur auf sich zog, sondern auch in Anspruch nahm.

Der Vater erinnert sich an ein Gespräch mit Tutti, der Jugendleiterin der örtlichen Pfadfindergruppe, in der Emma, Gerds damalige Frau und Mutter ihrer drei Söhne, und ebenfalls Gerd, als Jugendleiter ehrenamtlich tätig waren. Damals war Arne vier Jahre alt. Und Tutti sagte: „Ich habe den

Eindruck, dass ihr dem Kleinen alles hinterhertragt. Ob das so förderlich ist?“

Die Worte hielten sich lange in den Ohren des Vaters, denn ihm wurde schlagartig bewusst, dass Arne sich tatsächlich nicht so selbstständig verhielt, wie im gleichen Alter seine Brüder getan hatten. Allerdings zweifelte Gerd an seiner Erinnerungsfähigkeit, schließlich kommt es bei den kindlichen Entwicklungsstadien auf jedes Jahr, manchmal auf jeden Monat an. Aber dennoch achtete er seitdem darauf, was bei Arne funktionierte und was nicht.

Dann, im Herbst 1997, sprach er eines Tages mit Pit, dessen Sohn Ansgar im Kindergarten auffiel, weil er ein Zappelphilipp war, unruhig und unbeherrscht, und weil er rundum Ärger verbreitete und gerne biss. Nur mit Arne vertrug er sich, denn Arne war ein Ruhepol. Ansgars ständiges Aufgekratztsein neutralisierte Arne offenbar mit seiner beruhigenden und sanftmütigen Zugewandtheit. Insoweit bildete er eine Art Gegengewicht zu Ansgars Unausgeglichenheit.

„Weißt du, Gerd, wir wissen jetzt endlich, was Ansgar hat“, sagte Pit und bot Arnes Vater kumpelhaft eine Zigarette an, die Gerd dankend ausschlug, denn er hatte noch nie geraucht. „Der Kinderarzt hat ADHS diagnostiziert.“

„Was ist das?“

„Das Kürzel steht für »Aufmerksamkeitsdefizit- und Hyperaktivitätsstörung«, wie uns Dr. Mörschel erklärte. Charakteristisch für ADHS sind folgende drei Hauptsymptome, die genau auf Ansgar zutreffen: *Hyperaktivität*, also übersteigerter Bewegungsdrang; *Unaufmerksamkeit,* das heißt: eine gestörte Konzentrationsfähigkeit, und letztlich *Impulsivität,* also unüberlegtes Handeln."

„Mörschel ist auch unser Kinderarzt. Er ist wirklich ein guter Arzt und untersucht gründlich."

„Ja, ich bin froh, dass er sich die Zeit nahm und so intensiv mit Ansgar beschäftigte. Sie haben zusammen Spiele gemacht; auch ein Frage-Antwort-Spiel war dabei, das versteckte Fragen enthielt, wobei die Antworten dem Arzt Aufschluss über den inneren Zustands seines jungen Patienten ermöglichten."

Zu Hause suchte Gerd im Brockhaus und Duden nach der ADHS-Krankheit, wurde aber nicht fündig. Es waren fünf Jahre alte Ausgaben von 1991/1992. Ihn interessierte das Thema, weil Pit ihm so eindringlich über Ansgars Leid berichtet hatte – über seine Unruhe- und auch Angstzustände. Gerd taten der kleine Ansgar und seine Eltern leid. Wie unkompliziert hingegen war sein Arne.

Beim nächsten Kinderarzt-Besuch fragte Gerd Dr. Mörschel, was der Grund für ADHS sei, ob es hierzu Erkenntnisse gäbe.

„Geht es um Arne?"

„Nein, nein, es interessiert mich nur allgemein."

„Die Ursachen sind noch nicht vollständig geklärt. Es gilt aber als erwiesen, dass das Störungsbild auf genetische und umweltbedingte Faktoren zurückzuführen ist", erklärte der Kinderarzt und fuhr fort: „Wissen Sie, bei ADHS ist in der Regel eine ausgeprägte familiäre Häufung zu beobachten. Bei Ihren beiden älteren Söhnen sind bisher keinerlei diesbezüglichen Symptome feststellbar, also machen Sie sich um Ihren Jüngsten keine Sorgen."

Damit sei für ihn die Sache abgeschlossen, dachte Gerd.

*

Pit und sein Sohn Ansgar gehen zum wöchentlichen Fußballtraining. Dort treffen sie regelmäßig entweder Gerd oder Emma mit ihrem Sohn. Beide Jungs sind im gleichen Fußballverein. Arnes Eltern erfahren von Pit immer mehr über diese neumodische Krankheit namens ADHS. Immer, wenn die Kids auf dem Spielfeld sind, tauscht man sich über die Schulprobleme des Nachwuchses aus.

Emma und Gerd erfahren, dass ADHS irgendwann auftreten kann, irgendwann früher oder später im Stadium eines jungen Lebens; es ist eine Störung der neuronalen Entwicklung. ADHS äußert sich durch Probleme mit der Aufmerksamkeit, der Impulsivität und der Selbstregulation; manchmal kommt eine zusätzliche starke körperliche Unruhe hinzu – die Hyperaktivität.

„Die Störung wurde früher als reines Verhaltensproblem gesehen, während sie heute zunehmend als komplexe Entwicklungsverzögerung des Selbstmanagement-Systems im Gehirn verstanden wird", erklärt Pit. „ADHS kann dabei auch als ein Extremverhalten aufgefasst werden, das einen fließenden Übergang zur Normalität zeigt."

„Aber wie – auf welche Weise – wird ADHS diagnostiziert?", fragt Gerd.

„Eine ADHS-Diagnose erfordert, dass die Auffälligkeiten sehr stark ausgeprägt und in den meisten Situationen beständig seit der Kindheit vorhanden sind.“

„Bei einem Zappelphilipp kann man also von ADHS ausgehen? Oder braucht es da mehr Anzeichen?“, fragt Emma.

„Symptome allein haben keinen Krankheitswert“, sagt Pit, der sich in den letzten drei Jahren mit dem Thema befasst hat. „Erst wenn die Symptome zusätzlich stark die Lebensführung beeinträchtigen, wie zum Beispiel bei Ansgar, oder wenn sie zu erkennbarem Leiden führen, ist eine ADHS-Diagnose gerechtfertigt.“

Gerd fragt nach, ob die Hyperaktivität grundsätzlich anzunehmen ist, und Pit erläutert: „Erscheinungsformen beim ADS* ohne Hyperaktivität sind Konzentrationsprobleme, leichte Ablenkbarkeit, Verträumtheit und Vergesslichkeit sowie ein verlangsamtes Denken.“

Emma und Gerd sehen sich an, denn das kommt ihnen bekannt vor. Ist Arne nicht leicht ablenkbar, wie seine Lehrerin mehrfach betont hat? Und verträumt, wenn er etwas nicht mitbekommt und zum Fenster rausschaut, statt auf die Tafel, wo gerade die Hausaufgaben erklärt werden?

Ja, auch verlangsamtes Denken – manchmal gekoppelt mit mehr oder weniger Unaufmerksamkeit und einem Schuss Vergesslichkeit. Auch das erinnert Emma und Gerd an ihren Sohn.

* Aufmerksamkeitsdefizit-Syndrom

*

Es fällt den Eltern im Laufe der Kindheitsentwicklung auf, dass Arne etwas zu viele und etwas zu merkwürdige Fragen stellt. Fragen, die man gerade beantwortet hatte, werden endlos hinterfragt. „Du stellst völlig unnötige Nachfragen“, wird der Vater rund ein Jahrzehnt später, 2007, sagen. Aber jetzt, im zarten Alter von zwischen vier und acht Lebensjahren denken die Eltern, es sei wahrscheinlich völlig okay, ein neugieriges Kind zu haben … auch wenn ihnen manche Fragen irgendwie suspekt erscheinen.

„Waren auch Jan und Max mit so einer merkwürdigen Fragerei auffällig?“, fragt Gerd seine Frau.

„Ich kann mich nicht erinnern, dass uns so eine Fragerei bei den beiden aufgefallen wäre und wir uns darüber je unterhalten hätten“, antwortet Emma.

Kurz vor Ende der Sommerferien 2002, drei Wochen vor Arnes Eintritt ins zweite Schuljahr zerbricht die Ehe der Eltern, die schon lange litt. Emma und Gerd sind kein glückliches Paar mehr, nur noch todunglücklich. Jan, Arnes zehn Jahre älterer Bruder, frisst viel in sich hinein und weint still. Max ist da vermeintlich robuster und gefühlsoffener. Arne scheint der einzige zu sein, der alles ohne großes Trara nimmt, schließlich behält er Papa, die Brüder, seine Freunde, seine Schule, sein Wohn-, Freizeit- und Sportumfeld. Aber niemand, vielleicht nicht einmal er selbst, erkennt und erfährt zu dieser Zeit, wie es wirklich in seinem Inneren aussieht. Die Trennung war für alle äußerst schmerzlich. Heute wissen die Eltern und Brüder, dass Arne dabei sehr viel mehr mitbekam, als damals erkennbar gewesen war.

Heute bricht es manchmal unvermittelt aus ihm heraus. Präzise und wütend.

Emma zog aus. Sie, wie die anderen Familienmitglieder, blieben natürlich Arnes zuverlässige Familie, fühlten sich verantwortlich und schützten und kümmerten sich um ihn wie immer. Aber die Trennung blieb unübersehbar schmerzlich. Es folgten Zeiten des *mal hü und mal hott.* Anfangs besuchte Arne seine Mutter alle zwei Wochen jeweils am Wochenende; später, etwa mit Zwölf oder Dreizehn, wöchentlich.

Arne hörte beim Vater das Hü, bei Emma das Hott, oder umgekehrt. Falls ihre beider Meinung mehr oder minder zufällig – das »zufällig« war der mangelnden Kommunikation zwischen den streitenden Eltern geschuldet – im einhelligen Hü bestand, kam das Hott von den Brüdern, oder umgekehrt. Mit anderen Worten: Arne war umgeben von sich widersprechenden Angaben, zerrissen im Geflecht unterschiedlicher »Einordnungen zu Verhaltensweisen«. Später, in der Pubertät, führte dies fast zwangsläufig dazu, dass er lernte Gelegenheiten auszunutzen.

Zunehmend wechselte er in Konfliktsituationen die Seiten zwischen Vater, Mutter und Brüdern. Das führte zu ständiger Verunsicherung. Denn je nach Bedarf legte Arne die Erziehungsmaßnahmen oder Maßstäbe weiter aus und ließ sie sich mal von der einen, mal von der anderen Seite bestätigen.

Es gelang ihm, die jeweiligen Familienmitglieder unter- und gegeneinander auszuspielen. Halt das altbekannte Spiel, wenn nicht die eine zentrale Instanz, bei der das Kind lebt, als maßgeblicher Erziehungsfaktor respektiert wird. Für ein ADHS-Kind eine nicht gerade förderliche Situation.

Doch das sind bloße – wenn auch nicht ganz unwichtige – Seitenstränge der Entwicklungsgeschichte. Der Hauptstrang war und blieb die Aufmerksamkeitsdefizit- und Hyperaktivitätsstörung, die sich zunehmend entwickelte.

Berichtete die Grundschullehrerin dem Vater in den ersten beiden Schuljahren nur vom »Herumkaspern«, vom Träumen und Fenster-Hinausschauen des Sohnes, so ging es später, in den beiden Folgejahren, um den Bereich der Lese- und Rechtschreibschwäche, einem legasthenischen Phänomen, denn Arne verwechselte nun beim Lesen wie beim Schreiben die Buchstabenfolge.

Es folgte ein Marathon durch die Instanzen der Begutachtung vom Kinderarzt über die weitreichenden Untersuchungen einer Marburger Spezialklinik, die Emma veranlasst hatte und die Arne dorthin begleitete. Das Ergebnis: „Ihr Sohn leidet unter ADHS und einer Lese-Rechtschreibschwäche."

In den entsprechenden Klassenarbeiten wurden Arnes Fehler vorschriftsgemäß nur in reduziertem Maße bewertet.

Emma organisierte die Therapie für Arne bei einer Logopädin, dann eine Ergotherapie. Arnes Klassenlehrerin hatte von nichts eine Ahnung, wenn wir

Arnes Probleme ansprachen. Was hätte sie auch helfen können?

Der Vater las – wie seit Jahren – jeden Abend weiter fleißig vor, ließ nun aber immer abschnittsweise auch Arne lesen. Sie übten täglich Lesen und Schreiben, die Schwäche blieb. Auch Arnes Schriftbild war zum Verzweifeln – eines der untrüglichen Anzeichen, dass die Feinmotorik litt. Dennoch schaffte es Arne später in der Gesamtschule, nach Durchlaufen der Förderstufe, auf den gymnasialen Zweig. Seine Englischlehrerin war zugleich seine Klassenlehrerin – und das für geschlagene vier Jahre, und: *sie mochte ihn nicht.* Es ist anzunehmen, dass er ihr zu anstrengend war.

Seitdem kam Arne fast täglich ein, zwei oder gar drei Minuten zu spät zur Schule, die um 7:50 Uhr begann. Und das lief folgendermaßen ab: Gerd weckte ihn um 6:45 Uhr; er zog sich an, kam in die Küche, wo der Vater das Frühstück vorbereitet hatte. Die Schultasche hatte er bereits am Abend gepackt, woran Gerd ihn jeden Abend hatte erinnern müssen. Gegen 7:20 Uhr hatten Arne und sein Vater, gelegentlich auch seine Brüder, die oftmals etwas früher aus dem Haus mussten, gefrühstückt. Allerspätestens um 7:45 Uhr musste Arne aus dem Haus; die Schule, in unmittelbarer Nähe des Familienhauses, ist in nur zwei Minuten zu erreichen.

Jetzt sind noch 25 Minuten Zeit, und Arne geht auf die Toilette zu seinem morgendlichen Geschäft und zum Zähneputzen. Manchmal muss ihn der Vater dazu auffordern, aber meistens geht er ohne väterlich-mahnende Erinnerung. Nach dem Toilettengang, etwa um 7:30 Uhr, folgt in der Regel ein zehnminütiges Händewasch-Ritual.

Gerd stoppte die Zeit hin und wieder und versuchte unterstützend zu unterbrechen, redete Arne gut zu. Doch der Waschzwang war nicht zu übersehen und auch nicht zu bremsen – es sei denn mit Eklat, und das, obwohl nun bereits seine Schulkameraden an die Haustür klopften und nach Arne riefen: „Arne, kommst du?"

Nach dem Händewaschen ist jedoch der Zahnputz-Zwang an der Reihe und dauert trotz unermüdlicher Zurufe aus dem Hausflur, in dem einige Schulfreunde ungeduldig warten, weitere zehn Minuten. Nun aber haben sich die Freunde ohne Arne auf den Weg gemacht, denn sie wollen natürlich nicht wegen ihm zu spät kommen.

Arne verlässt das Haus um 7:49 Uhr, eine Minute vor Unterrichtsbeginn und platzt somit fast jeden zweiten Tag mit einigen wenigen Minuten Verspätung in den gerade begonnenen Unterricht.

Der Vater kann die Beschwerden der Klassenlehrerin nicht zählen. Um dem Ganzen den Druck zu nehmen, verlegt er das Aufwecken von 6:45 Uhr auf 6:30 Uhr. Doch die gewonnene Zeit wird beim Toilettengang, Händewaschen und Zähneputzen unweigerlich in die alte Zeitzone verrückt. Es ist verrückt und zum Verrücktwerden.

Das erste Mal fallen dem Vater nun die Zwänge als Zwänge auf. Das war, als Arne zehn Jahre alt war.

Gerd spricht mit seinem Freund Lars, der selbst ein »Auch-3-Jungs-Dad« ist, über die Situation: „Wie würdest du dich gegenüber deinem Sohn verhalten, wenn er ständig ein Ermahnungsschreiben wegen Zuspätkommens mitbringt?“

„Ich würde der Lehrerin grünes Licht geben, damit sie Arne einen Sozialdienst aufbrummt.“

„Das hat sie bereits angekündigt. Dazu braucht sie nicht mein Einverständnis. Das wird sie einfach machen. Ist ihm hoffentlich eine Lehre.“

War es aber nicht. Arne wurde zum einstündigen, nachmittäglichen Abfall-Aufsammeln unter Aufsicht des Hausmeisters verdonnert. Zwei Tage später kam er wieder eine Minute zu spät und bekam somit den nächsten Sozialdienst verpasst: Sportgeräte reinigen, nachmittags, eineinhalb Stunden. Kurz darauf kam er wieder zu spät. So ging es noch drei Mal weiter – es war sinnlos.

Der Vater weiß heute nicht mehr, wann und unter welchen Umständen der Zirkus endete. Wahrscheinlich hat er diese unerklärliche und sehr anstrengende Zeit erfolgreich aus seinem Gedächtnis verdrängt.

[Es wird aus der Off-Perspektive berichtet und beginnt bei Arnes Hausgeburt im November 1993. In seiner Kindheit war Arne verspielt, verträumt, friedlich, niemals streitsüchtig, oftmals wie geistesabwesend als wenn er sich in einer Märchenwelt bewegt. Seine 10 und 9 Jahre älteren Brüder kümmerten sich liebevoll um ihn.

Der Vater erinnert sich an ein Gespräch im Jahr 1997 mit der Jugendleiterin einer Gruppe, für die er ehrenamtlich tätig ist. Ihr fällt auf, dass die Eltern ihrem Sohn Arne „alles hinterhertragen" und findet es nicht förderlich für den Vierjährigen.

Im gleichen Jahr spricht Gerd seinen Bekannten Pit an, dessen Sohn Ansgar in Arnes Kindergarten geht und als besonders aufgekratzt und unruhig auffällt. Pit berichtet Gerd von der Kinderarzt-Diagnose zu Ansgars Verhalten: ADHS. Es ist das erste Mal, dass Gerd von diesem Kürzel und der dahinter sich verbergenden Krankheit erfährt. Er recherchiert in den damals zur Verfügung stehenden Mitteln, findet jedoch keine weiteren Anhaltspunkte. Deshalb befragt er beim nächsten Besuch den Kinderarzt, der ihn aufklärt, jedoch betont, dass bei Arne kein Anzeichen dazu erkennbar sei.

Vermehrt hört und liest Gerd von ADS- bzw. ADHS- Symptomen, wobei oft von einem Erziehungs- oder Verhaltensproblem die Rede ist. Von Pit erfährt Gerd jedoch, dass diese Sichtweise unzureichend ist: „Die Störung wurde früher als reines Verhaltensproblem gesehen, während sie heute zunehmend als komplexe Entwicklungsverzögerung des Selbstmanagement-Systems im Gehirn verstanden wird", erklärt Pit.

Den Eltern fallen zunehmend Arnes Verhaltensweisen und Schwächen auf: Konzentrationsprobleme, leichte Ablenkbarkeit, Verträumtheit, Vergesslichkeit, ein verlangsamtes Denken und eine „merkwürdige Fragerei".

Als Arne knapp acht Jahre alt ist, trennen sich die Eltern und es wird keine vernünftige, sondern hochemotionale Trennung, die ihre Spuren hinterlässt. In der Schule fällt Arne auf, und die Grundschullehrerin berichtet dem Vater in den ersten beiden Schuljahren vom »Herumkaspern«, vom Träumen und Fenster-Hinausschauen des Sohnes. Später, in den beiden Folgejahren, dreht es sich um Arnes erkennbare

Lese- und Rechtschreibschwäche, einem legasthenischen Phänomen, denn Arne verwechselte nun beim Lesen wie beim Schreiben die Buchstabenfolge.

Es folgen Untersuchungen in einer Marburger Spezialklinik. Das Ergebnis: „Ihr Sohn leidet unter ADHS und einer Lese-Rechtschreibschwäche." In den entsprechenden Klassenarbeiten wurden Arnes Fehler nun vorschriftsgemäß nur in reduziertem Maße bewertet. Die Mutter organisierte die Therapie für Arne bei einer Logopädin, dann eine Ergotherapie. Der Vater liest Arne wie seit Jahren abends weiter vor, lässt ihn aber auch absatzweise selber lesen. Es gibt kleine Fortschritte.

Arnes Lehrerin scheint mit der Situation nicht zurechtzukommen. Sie demotiviert ihn. Arne kommt nun zudem immer häufiger einige Minuten zu spät zum Unterricht. Trotz aller Bemühungen zu Hause klappt es nicht, dass Arne das Haus pünktlich verlässt. Die Lehrerin versucht ihn mit Sozialaufgaben zu disziplinieren, der Vater redet ihm ins Gewissen – alles hilft nicht. Dem Vater fallen erstmals Arnes Zwangshandlungen auf.]

2007 – 2010

Sommer-Biathlon ist für den vierzehnjährigen Arne eine ideale Sportart: Er hat Ausdauer, damit kann er beim Marathon punkten und sich sportlich verausgaben und beim Schießen seine Konzentration schärfen. Sein Trainer beklagt sich über Arnes häufige Verspätungen, ist jedoch über sein Leistungsspektrum erfreut.

Arne ist sportlich in sehr guter Form. Der Trainer ist Mathelehrer und ehrenamtlich für den Biathlon-Verein tätig. Er nimmt Arne auf jedes Wettkampf-Wochenende mit, weil Arne einfach ein Gewinn ist, kameradschaftlich wie sportlich.

Eines schönen Sommertages bemerkt er, dass alle Wettkämpfer angetreten sind, nur Arne fehlt, den er eben noch im Bus mitgenommen hat. Der Contest beginnt und Arne ist unauffindbar. Nachdem alles gelaufen ist, entdeckt er Arne schlafend hinter einem Gebüsch.

„Was war los?“, fragt ihn sein Trainer.

„Ich habe bissi gechillt, bin dann eingeschlafen, sorry.“

Arne ist am Abend relativ zeitig ins Bett gegangen, gegen 22:30 Uhr. Er hat auch gleich geschlafen und schlief bis 7:00 Uhr durch. Arnes Vater vertraut dem Trainer später, als er von dem Vorfall hört, an, dass sein Sohn unter ADHS leidet, und der Trainer antwortet: „Dann ist unser Sport ideal für ihn. Auch ich habe ADHS, und Biathlon hilft mir enorm den innerlichen Stress abzubauen. Bei Arne habe ich schon eine Vermutung gehabt, danke für Ihre Offenheit."

Arne engagiert sich nicht nur im Sommer-Biathlon, sondern spielt auch Fußball und ist ein beliebter und guter Spieler. Aber eines Tages im Sommer 2008 passiert das Unglück: Ein Spieler der gegnerischen Mannschaft grätscht ihm hinein und trifft mit dem Stollenabsatz mitten aufs Fußgelenk. Die Klinikärzte beraten Arne unzureichend: „Nach 14 Tagen kann der Gips ab." Doch sie fügen mahnend hinzu: „Du musst den Fuß noch vier Wochen schonen!"

Der Gips kommt also nach zwei Wochen ab. Das ist viel zu früh, wie sich später herausstellt. Aber das Hauptproblem ist Arnes Eigenwilligkeit: Der Fuß wird keine einzige Woche geschont. Dann schleicht er sich heimlich zum nächstbesten Fußballspiel – und verletzt sich den lädierten Fuß noch einmal kräftig. So wird das Fußproblem ab nun Arne sechs lange Jahre begleiten. In dieser Zeit wird er zum Cannabis-Konsument.

*

Arne:

Kurz vor meinem 18. Lebensjahr zog ich um: von meinem Vater zu meiner Mutter. Ich hatte das Gefühl, dass mir meine alte Clique in Liezheim nicht guttat. Jedes zweite Wochenende Wodka- und Haschpartys. Ständig mahnte mein Vater, dass ich das sein lassen muss, weil ich sonst nicht das Abi schaffe. Das nervte, aber zugleich wusste ich, dass er Recht hatte. Ich habe meine Mutter angerufen und gesagt, dass ich das Abi am Stifts-Kolleg in diesem Freundesumfeld nicht schaffe und woanders einen schulischen Neustart beginnen möchte.

Sie meinte, ich solle zu ihr ziehen. Jetzt gehe ich in der nahegelegenen Großstadt an eine integrierte Gesamtschule, und alles klappt viel besser. Das lästige Latein konnte ich abwählen, aber mein morgendliches Aufstehen und zur Schule zu kommen, ist für mich immer noch eine unglaubliche Herausforderung. Ich schaffe es einfach nicht. Nie, nie, nie, kann ich nur im Ansatz pünktlich das Haus verlassen. Morgens vergeht die Zeit irgendwie viel zu schnell, finde ich.

Meine Mutter schimpft: „Deine Langduscherei und ewige Zahnputzeritis! Und ich muss dich dann wieder mit Vollgas und Stress zur Schule fahren? Das nervt, Arne, das nervt schrecklich, morgens schon diese Hektik!"

Ich kann nicht verstehen, was sie hat. Eigentlich leide doch *ich* unter dem Stress. Was kann ich dafür, wenn die Busse nur alle fünfzehn Minuten kommen! Es ist doch normal, dass man mal einen Bus versäumt.

„Du lässt alle Buszeiten und Buslinien verstreichen, die dich pünktlich zur Schule bringen könnten", schimpft sie. „Und dann kommst du wieder verzweifelt die Treppe hochgerannt und klingelst Sturm."

Natürlich will ich pünktlich zur Schule kommen. Es ist mir schon sehr peinlich, wenn ich zu spät in den Unterricht komme, aber Gott sei Dank ist das hier in der Oberstufe nicht mehr so schlimm wie früher in Wenzhausen, wo nur ich der Zuspätkommer war. Einige andere aus unseren Kursen kommen auch oft wegen der verspäteten Busse unpünktlich zum Unterricht.

„So geht das nicht weiter; es ist nervenaufreibend für dich und mich", ruft meine Mutter aus, wenn ich außer Atem vor der Wohnungstür stehe, die ich gerade erst verlassen habe. Sie sagt, dass sie unter diesem morgendlichen Stress enorm leide, und ich müsse mich ändern. „Ich frage mich, wie du das früher bei deinem Vater in Liezheim gemacht hast. Hat er dir nicht beigebracht, pünktlich das Haus zu verlassen?"

Was soll ich darauf antworten? Das ist doch eine blöde Frage. Ich bin halt wirklich ein notorischer Zuspätkommer, wie mal meine Klassenlehrerin, diese Hexe, gemeint hat. Die konnte mich halt nicht leiden. Manchmal frage ich mich, ob das Zuspätkommen mit meinem ADHS zusammenhängt.

*

Emma:

Wenn Arne schließlich in der Schule ist, kommt Emma endlich zu ihrem Frühstück. Manfred hat alles vorbereitet. Die Mutter macht sich Gedanken, die sie mit ihrem Partner bespricht: „Als Arne acht Jahre alt war, hatten sein Vater und ich ja den Verdacht gegenüber dem Kinderarzt geäußert, dass er dieses Aufmerksamkeits-Defizitsyndrom haben könnte – wegen seiner Verträumtheit, seiner komischen Nachfragerei."

„Was habt ihr damals unternommen?“, fragt Manfred.

„Auf Anraten von Dr. Mörschel war ich mit Arne in einer bekannten ADHS-Spezialambulanz zu mehreren Sitzungen, und die haben bei ihm ADHS festgestellt, jedoch keine Therapievorschläge unterbreitet und an die Behandlung durch den Kinderarzt verwiesen.“

„Und was meinte der Kinderarzt, hat er dieses Mittel verschrieben? Das mit dem Namen Ritus … Ritos … wie heißt es noch?“

„Ritalin? Nein. Dr. Mörschel meinte, dass bei Arne das ADHS nicht so stark ausgeprägt sei, dass man es mit Ritalin behandeln müsse. Das würde er gerne vermeiden. Er sagte, sportliche Betätigung und Verständnis im Umgang mit Arnes etwas anderem Verhalten könnten hilfreich sein.“

„Ja gut“, meint Manfred. „Aber das kann doch nicht ewig so weitergehen. Arne verbaut sich durch seine ewige Unpünktlichkeit so viel! Sogar seine Party-Freunde lässt er draußen ewig warten, obwohl sie noch kurz zuvor telefonisch einen festen Abholtermin vereinbart und auf Pünktlichkeit gedrängt haben, denn sie kennen ja ihren Freund.“

*

Arne:
Im Juni 2013 habe ich mit der Note »Befriedigend« das Abitur abgelegt. Mein Gott, war ich froh! Danach stiegen erst einmal die Goa-Feten. Ich habe das erste Mal Partydrogen ausprobiert und drei LSD-

Trips eingeworfen. Ich musste das Zeug einfach mal ausprobieren, weil ADHSler ja einfach neugierig sind. Ist ja wohl normal. Die andern haben es ja schon ewig genommen.

Jetzt fragen mich meine Alten andauernd, was eigentlich mein Berufswunsch sei. Natürlich Musik. Partymusik auflegen, Goa-Musik, und da würde mir ein Job als DJ am besten gefallen.

*

Emma:

Als Arne seine Vorstellung von einem Beruf bei seinem Stiefvater und seiner Mutter äußert, bespricht dies Emma, als Arne am Abend gegangen ist, mit Manfred. Sie erinnert sich: Musikalisch haben die Eltern ihn in den vergangenen Jahren gefördert, doch Arne blieb bei keinem Instrument dauerhaft „hängen“. Die allererste Musikschule in Liezheim zwecks Kennenlernen aller Instrumente – zwischen seinem 6. und 9. Lebensjahr – verpuffte ohne wesentliche Fortschritte. Die zweite Musikschule in Höxeln führte ebenfalls zu keiner dauerhaften Beschäftigung mit einem Musikinstrument.

Auch ein späterer Einzelunterricht – er war da zwölf Jahre alt – brachte keinen Durchbruch. Die Instrumente standen monatelang ungenutzt herum, manche sogar jahrelang – so hatte es ihr jedenfalls Gerd berichtet. Und das deckte sich mit ihrer eigenen Erfahrung, denn auch sie hatte Arne Musikangebote unterbreitet.

„Konntest du Gerds Aussage vertrauen?", fragt Manfred.

„Es fiel mir echt schwer, denn wir hatten damals noch nicht das alte Vertrauensverhältnis wiederhergestellt und ich dachte, dass Gerd vielleicht übertreibt und er als Vater vielleicht nicht die Durchsetzungskraft hat und es einfach nicht richtig anpackt, um Arne ein Instrument schmackhaft zu machen.

Später, als Arne sein Abi mit 20 Jahren abgelegt hatte, war sein Musikgeschmack ganz auf die Goa-Musik ausgerichtet – andere Musikrichtungen fand er grässlich.

Die Mutter denkt über die aktuelle Situation nach und bespricht sie mit Manfred: Noch immer klagt Arne über Schmerzen im Fuß, aber die eingehenden MRT-Untersuchungen zeigen keine sichtbaren Verletzungen. Die Ärzte vermuten eine Reizung und Überdehnung der Bänder.

Im Herbst 2013 begann er das Freiwillige Soziale Jahr bei der Lebenshilfe in Fulda, das er im September 2014 ordnungsgemäß beendete, um im Anschluss eine Ausbildung bei den Johannitern als Notfallsanitäter zu beginnen. Er brach die dreijährige Ausbildung jedoch nach 1,5 Jahren ab, da er im Berufsschul-Unterricht nicht mitkam und die Schule ihn nicht für tauglich hielt.

Im Anschluss begann Arne im Oktober 2016 eine Ausbildung als Jugend- und Heimerzieher in Heidelberg. Aber auch hier hielt er nicht durch und wurde wegen Cannabis-Konsums der Schule nach 1,5 Jahren verwiesen.

„Wie sieht Gerd das alles?“, fragt Emmas Mann.

„Heute sehen wir Arnes Probleme aus der gleichen besorgten Perspektive“, antwortet sie.

Vater und Mutter hatten sich bereits 2014 aufgrund der gemeinsamen Bemühungen um Arne und des familiären Friedens willen ausgesöhnt und ein neues Vertrauensverhältnis aufgebaut. Beide bemühen sich seitdem in gemeinsamer Absprache um Arne.

[Sport als Ausgleich zur ADHS ist für Arne ideal und motiviert ihn. Er macht annähernd drei Jahre lang beim Sommer-Biathlon-Training mit, was seine Ausdauer und Konzentration stärkt. Sein Trainer nimmt ihn zu Wettkämpfen mit, weil Arne sich als einer der besten beim Training erweist. Doch auch hier fällt manchmal Arnes Verträumtheit und Unaufmerksamkeit auf – obgleich Arne durch diese Sportart äußerst motiviert ist.

Eine weitere Mannschaftssportart, in der Arne gerne mitmacht und wo er sehr beliebt und gefragt ist, ist Fußball. Hier kommt es zu einem Sportunfall, bei dem Arnes Fuß verletzt wird. Arne ist gerade 16 Jahre alt. Die ärztliche Versorgung ist suboptimal, aber das Hauptproblem ist Arnes Eigenwilligkeit: Der Fuß wird entgegen des ärztlichen Rates keine einzige Woche geschont. Er schleicht sich ohne Wissen der Eltern zum nächstbesten Fußballspiel – und verletzt sich den lädierten Fuß noch einmal kräftig. So wird das Fußproblem ab nun Arne sechs lange Jahre begleiten. In dieser Zeit wird er zum Cannabis-Konsument, so berichten die Eltern.

Im Folgenden berichtet Arne über seinen Auszug beim Vater und dem Zuzug bei seiner Mutter, die nun das gleiche Zuspätkomm-Verhalten bei ihrem Sohn bemerkt, das ihr vorher von Arnes Vater berichtet worden war. Arne selbst spielt seinen ewigen Stress mit dem Zuspätkommen zwar nicht herunter, kann aber auch keine rechte Erklärung dafür finden und vermutet dahinter sein ADHS.

Arnes Mutter Emma erinnert sich in einem Gespräch mit ihrem Partner an den früheren Kinderarztbesuch, bei dem sie nachgefragt hatte, ob es nützlich sein, Ane mit Ritalin zu behandeln. Der Arzt hatte davon abgeratęn und weiterhin die Sporttherapie bevorzugt empfohlen, weil „Arne Ritalin nicht nötig hat."

Arne berichtet vom Bestehen der Abiturprüfung, von seiner Experimentierfreudigkeit in Bezug auf Partydrogen und LSD bei Goa-Feten. Sein Berufswunsch ist, als DJ auf Goa-Feten Musik auflegen zu können.

Emma berichtet von den früheren vergeblichen Bemühungen, Arne schon in frühen, aber auch in späteren Jahren an ein Musikinstrument heranzuführen.

Darüber hinaus berichtet sie über das von ihrem Sohn absolvierte Freiwillige Soziale Jahr bei der Lebenshilfe, über die abgebrochene Ausbildung als Notfallsanitäter und der gleichfalls abgebrochenen Ausbildung zum Heim- und Jugenderzieher.]

Arnes neuer Anlauf in Heidelberg, 2016

Arne:

Ich habe mich im Herbst letzten Jahres bei der Psychologin angemeldet, weil ich fit sein will, wenn ich in einem Jahr meine Ausbildung in Heidelberg als Heim- und Jugenderzieher beginnen möchte.

Frau Düsheim meinte am Telefon, es könne bis zu meinem ersten Termin bei ihr wahrscheinlich fünf Monate dauern. Sie hat Wort gehalten, es wurde April. Und jetzt ist es bereits Anfang Juni 2016. Heute besuche ich meine Psychologin bereits das fünfte Mal.

„Na, Herr Lohra, was bedrückt Sie heute?“, fragt sie.

„Diese Pflanzenbank vor dem Fenster“, sage ich mit deprimierter Stimmlage. „Vor allem diese Eintönigkeit des Grüns ohne jegliche Schattierung. Ich finde es beachtlich, wie Sie sich in dieser popelgrünen Arbeits-Atmosphäre wohl fühlen können.“

Die Pflanzenbank ist aber wirklich so etwas von eintönig, denke ich im Stillen. Nicht ein einziges blühendes Etwas darunter. Grüne Büschel, die traurig aus einem grauen Kübel herunterhängen, während einige daneben wie Wachsoldaten strammstehen oder Rakete spielen. Da muss man schon ganz schön eine an der Klatsche haben, denke ich mir, um so ein eintöniges Angebot von Gewächssalami seinen Patienten und sich selbst zuzumuten.

Meine Therapeutin allerdings hat noch alle Tassen im Schrank, denn der steht an der Seitenwand und ist mit allerlei bunten Sammeltassen bestückt; das krasse Gegenteil der popelgrünen Pflanzenbank.

Außerdem ist sie sehr geduldig mit mir, das hat sie in den beiden vorangegangenen Sitzungen bewiesen. Sie lächelt. Ich drücke mich auf dem beigen Ledersessel herum, der ihr gegenübersteht, und sehe mir all die Blumentöpfe mit dem Popelgrün an. Sie fristen nicht nur auf der Fensterbank ihr jämmerliches Dasein, sondern auch neben dem Chefsessel der Therapeutin, neben dem Sammeltassenschrank, neben der Eingangstür und natürlich direkt neben meinem Sessel, links und rechts.

Ich könnte jetzt eine Pflanze nach der anderen aus dem Fenster werfen. Schon irre, was sich an Ärger gegenüber einer solchen Wand aus beharrlich schweigendem popelgrünem Pflanzenleben aufbauen kann. Na ja, man muss sich ja ablenken, um sich nicht mit sich selbst zu befassen.

Vielleicht sind es gar nicht so viele eintönige Grünpflanzen, die ich hier stehen sehe. Vielleicht male ich mir die mich umgebende Realität viel extremer aus als sie ist: und das vielleicht allein deshalb, weil ich selbst auf keinen Fall im Mittelpunkt stehen will. Wer im Mittelpunkt steht und auf den die Scheinwerfer fallen, der ist doch eh immer nur das Opfer.

Liegt die seelische Bestimmung der Sammeltassen eigentlich im Tee oder im Kaffee? Was ist ihre Daseinsberechtigung? Sind das nicht viel spannendere Fragen als danach, was mich heute wieder bedrückt, Frau Düsheim?

Solche Gedanken geistern dann in meinem Kopf umher. Es wird einem ja suggeriert, man solle mehr an andere denken als an sich selbst. Denke ich also genau richtig über das Sein und die Bestimmung all dieser hässlichen Pflanzen und Tassen? Oder denke ich vielleicht doch etwas zu viel an diese Scheinwelt rund um mich herum und bin genau deshalb heute hier in diesem trostlosen, popelgrünen Zimmer?

Ich würde schon gerne wissen, warum ich mir solch eine Umgebung antue. Vielleicht erfahre ich es ja von Frau Düsheim.

Beim nächsten Therapietermin stelle ich verwundert fest, dass ich mich inzwischen mit diesem therapeutischen Grünspektakel abgefunden habe. Auch mit dem lästigen Therapiegequatsche habe ich mich irgendwie arrangiert. Und das haben meine Eltern und mein Hausarzt zu verantworten.

Nach dem Ausbildungsdesaster, nach dem Fußball-Fuß-Drama und wegen dem ADHS und der Kifferei haben meine Eltern mir eine Therapie nahegelegt. Sie zwingen mich nicht, denn das können sie nicht, aber sie haben mich wieder einmal überredet. Mein Vater hat – angeblich wegen mir – bereits eine Therapie bei Frau Düsheim hinter sich gebracht; er findet sie gut. Wahrscheinlich hat er sie volle Pulle gegen mich instruiert.

Natürlich gestattet unser Gesundheitssystem nicht, dass ich mir einfach eine Psychologin aussuche und einen Termin verabrede. Zuvor muss ich meinen Hausarzt aufsuchen, um ihm die Notwendigkeit einer Therapie klarzumachen.

Also sprach ich bei Dr. Kardawa vor: „Mir geht es nicht so gut, ich hab' das Gefühl, dass das Leben an mir vorbeizieht und ich nichts hinbekomme."

Das klang in seinen Ohren gewiss sehr nebulös, und er fragte: „Haben Sie vielleicht zu wenig geschlafen?"

„Nein, das kann ich wirklich nicht sagen."

„Haben Sie erhöhte Temperatur?"

„Auf keinen Fall."

„Wie können Sie das wissen?"

„Das spüre ich."

Ich solle dann bitte trotzdem mal kurz das Thermometer unter die Zunge stecken, keine Ahnung. Vielleicht wirkt sich ja eine depressive Stimmung auf die Körpertemperatur aus, wer weiß? Mir als kleiner Patient steht hier gewiss kein Urteil zu. Als sich auf dem Thermometer kein entscheidender Hinweis fand, erläuterte Dr. Kardawa seine Expertise: „Ausgehend von Ihrer ADHS-Erkrankung, kann man von einer nicht näher einzugrenzenden depressiven Verstimmung ausgehen."

Wow.

Ich nickte.

Nach einer kurzen Denkpause fragte er: „Nehmen Sie irgendein Mittel gegen das ADHS? Irgendwelche Drogen?"

„Auf keinen Fall." Das war glatt gelogen, aber was ging ausgerechnet das den Hausarzt an? Wollte er mich reinlegen und behaupten, eine Therapie sei nicht aussichtsreich?

Ja, so ist unser Gesundheitssystem: Erst Fieber messen, dann kommt auf rätselhafte Weise die nicht näher einzugrenzende depressive Verstimmung zum Vorschein, und mit so einer dezidierten Diagnose darf man sich dann auch tatsächlich um eine Psychotherapie kümmern. Mit diesem komplizierten Ablauf versprechen sich die Gesundheitsexperten in fernen Ministerien und Krankenkassen ganz sicher, dass man zwischen echten Kranken und Simulanten zu unterscheiden vermag. Medizin ist anscheinend ein Geheimfach für Geheimwissenschaftler.

Deshalb war es offensichtlich erforderlich, meiner Psychotante einen echten Arzt vorzuschalten, dem man dann sagt: „Mir geht es nicht so gut, alles ist so sinnlos und rauscht an mir vorüber, rein mental."

Und dann fragt der Medizinprofi: „Das heißt, es geht Ihnen mental nicht gut?"

„Wie gesagt", antwortet man dann. „Mental echt daneben."

Daraufhin lehnt sich der Hausarzt mit Denkermiene zurück, trommelt mit den Fingern auf seinem Schreibtisch, schaut vielsagend auf seinen Monitor und spricht die erlösenden Worte: „Ich denke, dass Ihr Unwohlsein von Ihren Lebensumständen kommt und Sie unter einer Depression leiden. Ich schreibe das in die Befundakte und möchte Ihnen eine Psychotherapie empfehlen."

Ich denke in diesem Moment traurig an mein bevorstehendes Medizinstudium und die unendlich lange Wartezeit, da ich mein Abi nur mit einem »Befriedigend« abgeschlossen habe. Die Wartezeit wollte ich zumindest mit einer Medizin nahen Ausbildung zum Notfallsanitäter überbrücken. Aber das ist Vergangenheit, weil die Ausbildung flöten ging. Und weil man diese verdammte Wartezeit aus dem Nichts heraus noch einmal verlängert hat. Also muss ich jetzt eine weitere Ausbildung dazwischenschalten. Und die darf ich nicht versauen. Denn weiterhin will ich auf das Medizinstudium warten.

Wenn ich jetzt ehrfürchtig die Diagnose meines Hausarztes höre, denke ich, dass sich so ein Medizinstudium tatsächlich rentieren wird. So leicht wie es diesem Dödel gelang, könnte auch ich später mal Geld verdienen und eine Frau abkriegen und eine Familie wie meine Brüder gründen. Mit ein oder zwei Kindern.

Der Arzt hat also gesprochen und gibt mir einen Zettel für die Therapiesuche mit, die dann tatsächlich auch nach einem gefühlten halben Jahrhundert erfolgreich ist. Die Zeit dazwischen kann ein Hochdepressiver mit einem Suizidversuch ausfüllen. Oder einfach mit viel Schlaf und spätem Aufstehen. Alles gut durchdacht.

Und jetzt sitze ich hier ein weiteres Mal im popeligen Grün bei Frau Düsheim. Wir reden über meine gescheiterten Lebensentwürfe, über meine Eltern, meine dahingegangenen Freundinnen, meine uneinsichtigen Brüder, meine unendlich vielen Traumata, meine Schmerztherapie wegen der Fußverletzung.

Mal fragt sie nach, mal sieht sie mich nur fragend an und wartet unendlich lange ab. Dann beginnt ein Kampf des Schweigens. So habe ich mir Therapie jedenfalls nicht vorgestellt. Ich liege auf keiner Couch und niemand beugt sich liebe- und verständnisvoll über mich, um den Kern meines Problems herauszufinden.

„Sollten Sie jetzt nicht beginnen, ein wenig an mir herum zu therapieren, tiefenpsychologisch, verhaltenspsychologisch und so Sachen?“, frage ich konsterniert, weil mir mein ewig-stilles Selbstgespräch und ihr ewig-stilles Zuhören allmählich auf die Nerven gehen. Und genau die sind sowieso schon sehr strapaziert.

Die Therapeutin macht keine Anstalten, sich zu äußern, und unsere hin- und hergehenden Blicke spielen Fangen. Irgendwann kann sie meinem nicht mehr ausweichen, und sie verzieht das Gesicht zu einem schrägen Lächeln, zieht die Augenbrauen und Schultern bedauernd nach oben.

„Welche Gedanken plagen Sie gerade?“, fragt sie und bemerkt nicht, dass der soeben erbrachte Beweis ihrer Aufmerksamkeit und Lebendigkeit mein Befinden in eine phantastische Lage katapultiert.

„Ich habe das Gefühl“, antworte ich mit einer kleinen, absichtlichen Verzögerung, „dass es mir im Moment ganz gut geht.“

Oh Gott, wie hilflos und einsam so ein Satz zwischen all dem psychotherapeutischen popeligen Grünzeug herumschweben kann. Wirklich imposant! Freischwebend schaut sich der Satz um, ob noch mehr in dieser grünen Gruft herumschwebt, aber da ist nix weiter.

Ich kann nur hoffen, dass die Therapeutin mit diesem freischwebenden Single der Trivialitäten zufrieden ist. Ich versuche, meine plötzlich aufwallende Traurigkeit nicht sichtbar werden zu lassen.

Doch prompt höre ich aus dem grün umrankten Sessel von gegenüber: „Lassen Sie Ihren Gefühlen nur freien Lauf, Herr Lohra, dieses Zimmer verträgt viele Tränen." Und sie deutet auf ein kleines Tischchen vor meinem Platz.

Ich ziehe ein Papiertaschentuch aus der Kassette, und dann spüre ich auch schon den Fluss der Wahrheit strömen. Zwischen meinem Schluchzen werfe ich noch einen Rettungsring in den Fluss: „Lassen Sie uns ruhig ein wenig über irgendwas reden. Wie haben Sie das Wochenende verbracht?"

Frau Düsheim schürzt die Lippen und sagt: „Wir beide wissen doch, wer hier therapiert. Ich kann Ihnen doch nur helfen, wenn *Sie* mir von sich berichten – zum Beispiel von *Ihrem* Wochenende."

Die Frau ist schlau. So schlau! Irgendwie finden diese Psycho-Eliten mit einer Präzision von SpaceX-Raketen zum Mond ihrer Patienten. Tja, was hat mich am Wochenende eigentlich nachtkalt umkreist? Es war wie immer. Ich habe mit meiner Clique abgehangen, habe gesoffen, gekifft und seit langem wieder mal Partypillen geschluckt. Zugegeben, eine Scheißmischung, ziemlich ungesund, aber es hat gegen den allgemeinen Frust geholfen.

Danach habe ich zwei Tage einsam und halbtot im Bett verbracht, mich abscheulich gefunden, weil ich nichts mit mir anzufangen wusste, meine Familie, die Gesundheitspolitik und die ganze Menschheit gehasst und es zwischendurch tatsächlich geschafft, mich mit Marmeladenbroten und Kaffee selbst zu versorgen.

„Alles perfekt!“, behaupte ich. „Mein Wochenende war super, Freunde und gute Erlebnisse.“

„Hm. Und?“

„Nichts weiter.“

„Soso.“

„Ehrlich.“

„Na dann.“

Dann nacktes Schweigen.

„Sie haben sich nach einem turbulenten, aber sinnfreien Wochenende anschließend in Einsamkeit zu Tode gelangweilt und nicht mehr aus dem Bett getraut, stimmt’s?“

Ich bin total überrascht. Sie hat mich kalt erwischt, wie der nachtkalte Mond hat sie mich beleuchtet und bloßgelegt. Wie kann sie das nur wissen?

Ich zögere mit der Antwort.

„Sie haben richtig getippt“, versuche ich ihre Hauruck-Analyse als Zufallstreffer kleinzureden.

„Sie sind ein schlechter Lügner, Herr Lohra“, schmunzelt meine Therapeutin.

Und wieder bin ich überrascht, weil sie recht hat. „Kann ich das als Kompliment verbuchen oder haben Sie mich jetzt bloß lügend beruhigt?“

„Ehrenwort, das ist meine hochoffizielle Feststellung: Sie sind ein schlechter Lügner und ein nur selten erkannter Wahrheitsfanatiker“, lacht sie da. „So werde ich es in Ihrer Gesundheitsakte festhalten.“

„Beruhigend“, sage ich. „Das wird meine Krankenkasse-Akte aber auch nicht schmälern.“

„Sind Sie denn auf die Meinung anderer angewiesen?“

„Sie treffen echt ins Schwarze. Natürlich lege ich total Wert auf mein Erscheinungsbild, das ich nach außen abgebe. Ich schäme mich auch, sobald ich in die Nähe Ihres Hauses komme und den Vorgarten betrete. Dann schaue ich mich vorher um, ob jemand Bekanntes mich sehen könnte, wenn ich hier als Psychowrack meinen Tank auffülle.“

Sie schaut verstohlen auf die Uhr. „Nächstes Mal werden wir die Sache mit dem Selbstwertgefühl besprechen. Für heute ist es genug, denke ich.“

„Aber eines muss ich noch sagen“, füge ich entschlossen hinzu, „es ist für mich enorm wichtig, was bei der Kasse in meiner Krankenakte steht. Denn die haben doch den Eindruck, dass ich ein bloßer Junkie bin, und das verhindert eine effektive Therapie gegen meine Grunderkrankung, das ADHS.“

Sie blickt grübelnd auf Ihren Terminkalender.

Nach einer kurzen Pause füge ich hinzu: „Und gegen meinen Dauerschmerz am Fuß.“

Jetzt schaut sie mich nachdenklich an. Und dann stehen wir beide auf und sie sagt: „Eine Hausaufgabe gebe ich Ihnen heute mit: Versuchen Sie, sich weniger Gedanken anderer zu machen. Versuchen Sie zu verhindern, dass Sie denken, was andere denken könnten.“

Ich lasse diesen Satz so stehen. Wenn es so kommt, wie zu meiner Schulzeit, dann werde ich die Hausaufgabe ganz nach hinten verschieben und erst daran denken, wenn ich wieder die Türschwelle betrete, die ich jetzt verlasse.

„Alles Gute, Herr Lohra, wir sehen uns nächste Woche um die gleiche Zeit."

Ich hatte noch drei Sitzungen bei Frau Düsheim, und dann haben wir die Therapie wegen meines Umzugs nach Mannheim für beendet erklärt. Sie hat mich ermutigt, den Schritt in die neue Lebens- und Ausbildungsphase als einzigartigen Neustart zu begreifen. Irgendwie verstehe ich das genauso: Anfang Oktober geht eine vollständig neue Tür für mich auf, neue Perspektiven eröffnen sich, auch wenn mein Unfallfuß mir noch Probleme bereitet.

Ich bin total motiviert, meine Ausbildung als Jugend- und Heim-Erzieher an der SRH-Heidelberg zu beginnen. Ich habe mir eine WG im benachbarten Mannheim angeschaut, dort sind die Mietpreise wesentlich günstiger.

Meine Alten haben den Umzug organisiert, dafür bin ich echt dankbar; ich hätte es alleine nicht geschafft. Die hilfsbereiten Freunde haben sich während meiner langanhaltenden depressiven Phase verflüchtigt. Ich kann es ja verstehen, irgendwie, finde es aber trotzdem echt Scheiße. Übriggeblieben ist Paul aus Wertheim; er hat beim Umzug mit mir die schweren Teile geschleppt. Jetzt werde ich ihn lange nicht wiedersehen.

Das Jobcenter fördert die berufliche Ausbildung und übernimmt die WG-Kosten. Mein Vater hat das arrangiert; mir liegt dieses ganze Amtsgetue einfach nicht. Damit komme ich nicht klar. Ich vergesse alle möglichen Unterlagen zu besorgen und fühle mich bei so einem Amt heillos überfordert und hilflos.

Dann bleibt alles liegen und ich öffne lieber nicht den Briefkasten. Ich weiß, dass es nicht richtig ist, aber richtig falsch fühlt es sich für mich auch nicht an.

„Überwinde dich mal und stelle selbständig den Antrag für dich“, hat mein Vater gemeint.

„Ja, ja, ich komme schon klar!“ Aber dann habe ich es schleifen lassen, bis die WG-Bewohner schließlich nach der Knete gefragt haben. Dann habe ich endlich den Antrag ausgefüllt, jedoch vergessen, ihn abzugeben. Danach neuen Termin beim Mannheimer Amt gemacht, mit Nummer ziehen und all dem Quatsch und prompt den Termin verschlafen, weil der Fuß geschmerzt hat und ich am Abend zwei Joints rauchen musste und am Morgen natürlich verpennt habe. Alles eine große Aktion.

Meine beiden Mitbewohner, Ashua und Niklas, sind sehr nett und haben Verständnis für diese Anfangsschwierigkeiten. Meine Mutter hat die ersten drei Monatsmieten vorgestreckt, sodass sich meine neuen WG-Kumpel auf meine Zahlungsmoral verlassen können. Sie, wie ich, gehen davon aus, dass es mit den Mietzahlungen des Amtes klappen wird. Sie haben mich auf Anhieb in ihre WG aufgenommen. Vor mir wohnte hier für 14 Monate ein Mädel, und es hatte wohl nur Stunk gegeben, weil sie alles verdrecken ließ.

„Mädels sind sauberer als Jungs, dachte ich! I thought girls were cleaner than boys!“, rufe ich erstaunt aus. Aber Ashua und Niklas lachen nur laut auf und schütteln den Kopf.

Ich habe mir vorgenommen, nach dem Kochen immer gleich in der Küche aufzuräumen und einmal in der Woche den Putzdienst ernst zu nehmen. *Ich darf meine Nachlässigkeit hier nicht einreißen lassen,* schießt es mir durch den Kopf.

Heute habe ich vom Jobcenter den Bewilligungsbescheid für Ausbildung, Unterhalt und Miete erhalten. Ich bin nicht besonders glücklich, weil ich das für selbstverständlich halte, wenn ich bedenke, für welchen Mist unsere Regierung überall Geld locker macht. Meine Ausbildung ist dagegen etwas Soziales und Solides. Und da lässt sich das Amt viel Zeit, um mir bei der Finanzierung meiner Lernstätte zu helfen.

Die Ausbildung beruht zwar auf einem völlig verschulten System, hat aber für mich einen disziplinierenden Vorteil. Wo bleibt die Praxis, frage ich mich allerdings, denn bevor man die dreijährige Ausbildung antritt, ist man lediglich verpflichtet, ein zweimonatiges Praktikum vorzuweisen, was ich komisch finde.

Man muss sich doch erst einmal mit der Berufspraxis vertraut machen, um abchecken zu können, ob das einem zusagt, oder? Egal. Die Verschulung gibt mir als ADHSler jedenfalls einen gewissen Rahmen und Halt, anders als bei einem Studium, wo ich wahrscheinlich nur gelegentlich anwesend wäre und mich treiben lassen würde.

„Hi Arne, cool, dass das mit dem Jobcenter geklappt hat“, sagt Ashua. Er ist Inder und arbeitet seit zwei Jahren als Programmierer für ein deutsches Logistikunternehmen. Sein Deutsch reicht seit nunmehr zwei Jahren nicht weit über vielleicht zwanzig Worte hinaus: Ja, nein, gut, morgen, heute, Mittag, Abend, wo, warum, Bank, Geld, Kasse, Zimmer, Wohnung, Miete, Strom, Handtuch, Klo, Rollladen und »und«. Na ja, einige Lebensmittelbezeichnungen kennt er auch noch: Reis, Hühnchen, Gemüse, Spaghetti, Eier, Brot, Soja und Kuchen. Doch sein Englisch ist klasse, da kann ich noch viel von ihm lernen. Endlich Kommunikation in Englisch, das ist doch geil!

„Ja, ich bin auch erleichtert, dass die sich endlich gemeldet haben“, sage ich und erinnere mich kurz – sehr, sehr kurz und unschön – an die Worte meines Vaters vom Sommer: „Stelle spätestens Anfang August den Antrag, damit das Geld ab Oktober fließen kann.“

Damals dachte ich: *Typisch Papa, immer weit voraus in die Zukunft denken! Und was bringt's? Gar nix. Die Typen auf diesen Ämtern arbeiten sowieso nur auf den letzten Drücker. Die sind doch alle überfordert. Die halten mich doch für bekloppt, wenn ich so früh einen Antrag stelle.* Aber dann habe ich aus heiterem Himmel an die Worte meiner Therapeutin denken müssen: „Versuchen Sie zu verhindern, dass Sie denken, was andere denken könnten.“ Schon eine Woche später habe ich dann die Antragsformulare ausgefüllt und beim Amt in den Briefkasten gesteckt.

„Es hat funktioniert“, sage ich zu Niklas, der gerade zu Ashua und mir in die WG-Küche kommt.

Niklas sieht mich fragend an und ich erkläre ihm, dass sich das Amt endlich zu einem Bescheid aufgerafft hat und ab jetzt meine Mietzahlung automatisch aufs Gemeinschaftskonto läuft.

Er lacht sich halbtot, denn er ist Halbgrieche, wie er immer betont. „Die Amt chat siech aufgeraft“, radebrecht er. Niklas findet das wohl lustig, weil er meint, dass ich selbst mich bisher nicht rechtzeitig aufraffen und den Antrag auf den Weg bringen konnte.

Ich schäme mich jetzt dafür, dass die Ausländer mich vielleicht für unfähig halten. Trotzdem mag ich beide und hoffe, dass wir gut zusammenpassen. Niklas, wie gesagt, ist Halbgrieche. Aber …

„Aber was ist eigentlich die andere Hälfte von dir, wenn du nur ein halber Grieche bist?“, frage ich.

Ich mag Niklas, weil er nicht aufdringlich ist. Er selbst fragt nicht allzu viel nach, genau wie Ashua mit seiner vornehm-indischen Zurückhaltung. Beide besitzen nicht jenes nervige Ausquetschpotential wie wir Deutschen.

„Die andere Hälfte ich bin Albanien. Mama Grieche. Papa Albanien – aber nicht richtig Albanien, auch irgendwie Mischung.“

Niklas ist ein kameradschaftlicher Mensch und zuverlässig. Er will unbedingt mit mir Deutsch lernen. Und das, obwohl ich seit jeher eine Lese-Rechtschreib-Schwäche und eine Sauhandschrift habe. Aber das weiß er ja nicht. Ihm Sätze aufzuschreiben, getraue ich mich nicht, weil ich ihm keine falschen Worte beibringen will.

Aber dafür gibt's ja ein passendes Programm auf dem PC, den mir unser indischer IT-Freak Ashua eingerichtet hat. Und auf dem Handy gibt's neuerdings gute Übersetzungsprogramme. Damit bringe ich Niklas ein besseres Deutsch bei as with my handmade German.

Ashua und ich sprechen nur Englisch miteinander, das haben wir verabredet und das ziehen wir durch. Ich will unbedingt meine Sprachkenntnisse verbessern. Mit ihm gehe ich gelegentlich einkaufen – auch wenn jeder für seine Essens-Einkäufe selbst zuständig ist.

Im großen Gemeinschaftskühlschrank gibt es für jeden von uns ein eigenes Fach. Für allgemeine Dinge wie Toilettenpapier, Staubsaugerbeutel, Seifenspender, Reinigungs- und Waschmittel haben wir eine WG-Kasse eingerichtet, in die jeder einmal im Monat zehn Euro einzahlt. Ich fühle mich hier gut aufgehoben.

Mit der S-Bahn bin ich in 15 Minuten in Heidelberg. Von der Haltestelle bis zur Schule sind es nur zwei Gehminuten, und dennoch komme ich regelmäßig etwas zu spät und habe schon die erste mündliche Abmahnung erhalten. Ich werde mich am Riemen reißen müssen. Mein größtes Problem ist John, ein Brite, der in unserer Schule Haschisch vertickt. Er lädt einmal in der Woche und jedes zweite Wochenende zu einer Party in seinem Studentenwohnheim ein. Da kann man doch nicht Nein sagen!

Damit ich unter der Woche dem Unterricht folgen kann, nehme ich mir ein paar Amphetamin-

Pillen mit, die man bei John günstig kriegt. Damit bleibe ich in der Schule hellwach.

Manchmal tauchen wie aus dem Nichts meine bisweilen verstummten Fußschmerzen wieder auf. Einfach zum Kotzen. Weshalb lassen mich die Schmerzen nicht los? Und immer kommen sie, wenn ich mal auf Party war.

*

Es kam, wie es kommen musste. Musste es das tatsächlich? War dies eine Vorherbestimmung? Ein unabwendbares Schicksal? Arne rauchte zu viele Joints und nahm zu viele Partypillen. Seine sowieso dürftige Leistung verflachte im Laufe der Monate zusehends. In Arbeitsgruppen seiner Mitschüler fiel er abwechselnd durch seine physische oder psychische Abwesenheit auf.

Manchmal, wenn er an ihren Arbeitssitzungen teilnahm, zog er in ihrer Anwesenheit einen Joint durch oder kam mit roten Augen ins Seminar. Einige Mädels aus Arnes Arbeitsgruppe zogen die Reißleine und redeten mit ihm. Erfolglos.

Schließlich meldeten sie seinen hilflosen Zustand an die Dozentin. Die wiederum informierte den Direktor. Der wiederum stellte Arne zur Rede und gab ihm eine Läuterungsfrist von einem halben Ausbildungsjahr. Wenn er danach eine therapeutische Behandlung vorweisen könne und clean sei, könne er wieder einsteigen. So lange jedoch sei Ausbildungspause. Arne empfand es als Strafversetzung.

Aber er war nicht untätig.

Er besuchte das Heidelberger Schmerzzentrum und ließ Schmerz wie Schmerzgedächtnis drei Monate lang erfolgreich behandeln. Parallel nahm er an einem sechsmonatigen, ambulanten psychotherapeutischen Krankenkassenprogramm in Mannheim teil. Wegen der ausstehenden Bescheinigung, die der Schuldirektor gefordert hatte. Sein Therapeut hieß Dr. Zages und war Facharzt für Psychiatrie und Psychotherapie. Ziel der Therapie: Weg von allen Drogen und Stabilisierung der Persönlichkeit. Und natürlich das ADHS in den Griff bekommen.

[In diesem Abschnitt seiner Erzählung schildert Arne seine ersten Sitzungen und seine ersten Eindrücke bei seiner ihm vom Vater empfohlenen Psychologin, Frau Düsheim. Arne redet bei ihr über seine gescheiterten Lebensentwürfe, über seine Eltern, seine dahingegangenen Freundinnen, seine uneinsichtigen Brüder, seine unendlich vielen Traumata, seine Schmerztherapie wegen der Fußverletzung.

Arne räsoniert – schwankend zwischen Sarkasmus und Ironie – über den umständlichen Weg, den das Gesundheitswesen vorschreibt, um an eine Psychotherapie zu gelangen. Sein Hausarzt stellt sich aus Arnes Sicht völlig unprofessionell an, um ihm schließlich eine Depression zu bescheinigen, damit er bei der Kasse eine Therapiegenehmigung erhalten kann.

Dann berichtet Arne erneut über seine psychotherapeutischen Sitzungen bei Frau Düsheim, die er stellenweise nicht ernst nimmt, weil sie ihm nur Fragen stellt, die ihm ohne wesentlichen Belang scheinen. Allerdings stellt die Psychotherapeutin fest, es mangele Arne an Selbstbewusstsein, und sie verspricht ihm, das Thema zunächst anzugehen. Zu diesem Thema erfahren wir jedoch in der Folge nichts weiter. Die Therapeutin erkennt jedoch auch Arnes ausgeprägten Wahrheitssinn, der ihm oftmals zum Eigentor gereichte: „Sie sind ein schlechter Lügner und ein nur selten erkannter Wahrheitsfanatiker", stellt sie fest. Sie hat ihren Patienten ermutigt, den Schritt in eine neue Lebens- und Ausbildungsphase als einzigartigen Neustart zu begreifen. Arne hat sich entschlossen, eine Heim- und Jugenderzieher-Ausbildung in Heidelberg zu beginnen. Er selbst will im mietgünstigeren Mannheim in einer Wohngemeinschaft wohnen.

Im folgenden Abschnitt berichtet Arne über die WG, über seine Schwierigkeiten mit dem Jobcenter, das ihn fördern soll, über seine Gefühle und Eindrücke zu seinen beiden ausländischen Mitbewohnern, mit denen er sich von Anfang an gut versteht.

Ein Mitschüler seines Ausbildungsklasse handelt mit Amphetaminen und veranstaltet im Studentenwohnheim Partys, an den Arne teilnimmt. Er verfällt wieder einem gemäßigten Drogenkonsum, doch dies führt zu erhöhter Unachtsamkeit und Leistungsabfall im schulischen Geschehen, sodass ihn seine Arbeitsgruppen-Mitglieder bei seiner Dozentin als nichtarbeitsfähiges AG-Mitglied melden. Der Drogenkonsum kommt zur Sprache und Arne muss die Ausbildung für ein halbes Jahr aussetzen und eine zertifizierte Therapie vorweisen, um wieder in die Ausbildung einsteigen zu können. In diesen Zeitabschnitt fällt ein Wiederaufflammen der Fußschmerzen.

Arne findet in Mannheim eine Schmerzklinik, die ihm erfolgreich helfen kann. Er findet auch einen Psychiater und Psychologen, der bereit ist, mit ihm an der Drogenabstinenz zu arbeiten und ihm ein entsprechendes Attest auszustellen.]

Arne:
Was mich derzeit bewegt? Dass ich schon wieder diese Schauspieltherapie mitmachen muss. Gibt es nichts Wichtigeres in diesem Leben? Na ja, der Direx verlangt es halt, sonst kann ich die Heim- und Jugenderzieher-Ausbildung vergessen, hat er gesagt. Der meint es offenbar ernst.

Also geht's nun jede Woche ins Schauspielhaus zum Therapeuten.

„Nun, Herr Lohra, was bewegt Sie derzeit?", fragt Dr. Zages zum zweiten Mal. Wir sitzen uns gegenüber im ungemütlichen, kalten Praxisraum des Herrn Doktor, zwischen uns der Schreibtisch. Er trommelt sachte auf der Tischplatte, denn er wartet schon zu lange auf meine Antwort.

In der letzten Sitzung bekannte er, ebenso wie ich, unter ADHS gelitten zu haben und immer noch zu leiden. „Wissen Sie", hatte er gesagt, „wir müssen lernen, mit unserem Handikap umzugehen. Es wird uns lange begleiten, höchst wahrscheinlich sogar für immer. Doch man kann damit leben, auch gut leben. Man sollte sich dazu bekennen, sich nicht als Sonderling fühlen und keine falschen Ausflüchte suchen. ADHS gehört nun mal zu unserem Leben. So einfach ist das."

„Keine Ahnung, was mich bewegt", antworte ich endlich.

„Irgendetwas geht doch in Ihnen vor, aber was?"

„Vielleicht diese elendig grauen Tage in der Schule …", sage ich langsam und betone dabei jedes einzelne Wort.

„Damals oder heute?“

„Die damaligen und die heutigen Schultage.“

„Wie muss ich mir das vorstellen?“

Ich versuche, meine Vorstellung zu präzisieren: „Also damals: Es war an einem ganz normalen Sommertag in der 7. Klasse, ich muss dreizehn gewesen sein, da blickte ich durchs Klassenfenster auf den Waldwanderweg, der an der Schule entlangführt und auf dem Spaziergänger vorbeikamen. In diesem Moment sah ich draußen alles in wunderschönen Farben, jenem hellen Grün der Buchen, dem Dunkelgrün der Fichten und davor die bunte Kleidung der Spaziergänger, während mir im Klassenraum alles so düster erschien. Ein seltsames Grau. Selbst die Lehrerin trug einen schwarzen Rock und eine graue Bluse.“

„Und das blieb so, auch als Sie nach dem Unterrichtsschluss die Schule verließen?“

„Heute glaube ich, dass mich dieses Gefühl eine ganze Zeitlang begleitete. Bin mir aber nicht sicher.“

„Und die jetzige Schulsituation?“

„Gleiche Umstände: Ich sehe durchs Panoramafenster des Seminarraums und draußen ist alles farbig, doch im Raum selbst sehe ich alles in diesem merkwürdig düsteren Grau.“

„Hatten Sie auch andere merkwürdige Erlebnisse, die Sie heute noch bewegen. Wahrnehmungen, Gefühle, die Ihnen bis heute nachgehen?“

Um meine Gedanken zu ordnen, schaue ich über Dr. Zages hinweg auf die Fensterfront, auf der sich Kakteen aneinanderreihen. Drängten sich mir bei Frau Düsheim nicht auch irgendwelche popligen

Grünpflanzen als scheinbar notwendige Begleitumstände einer Psychotherapie auf?

Ich erwische mich bei einer meiner vielen Schwächen – meiner leichten Ablenkbarkeit. Warum zum Teufel muss ich gerade jetzt an Düsheim denken! Das ist vorbei. Vergangenheit. Verschwinde aus meinen Gedanken. Hier geht es um eine akute Sache. Dr. Zages muss mir letztlich ein wichtiges Attest ausstellen.

Ich gebe mir einen Ruck und spreche weiter: „Es gab schon einige merkwürdige Erlebnisse, die sich bis heute irgendwie durch mein Leben ziehen. Damals, als Vierzehn- oder Fünfzehnjähriger, gab es so etwas wie einen Vorläufer von Facebook: das SchülerVZ. Alle meine Freunde und Klassenkameraden nutzten es als Verabredungs- und Info-Portal. Aber ich bekam ein ganzes halbes Jahr lang überhaupt nicht mit, dass dieses SchülerVZ überhaupt existierte. Mir und meinem Vater fiel eines Tages auf, dass ich weder zu irgendeinem Spiel oder sonstiger Verabredung aufgefordert wurde und dass niemand mehr auf unserem Festnetz anrief. Ich dachte, dass es an mir liegen würde, weil ich vielleicht nicht als Freund würdig sei, mitzumachen bei dem, was immer da draußen vor sich gehen würde."

„Sie bekamen nichts mit?"

„Gar nichts!"

„Und Sie haben nichts unternommen, um den Grund herauszufinden?"

„Nicht, dass ich mich erinnern könnte."

„Wenn ein Freund sich lange nicht mehr in der Freizeit meldet, hätten Sie doch am nächsten

Morgen in der Schule ihn ansprechen und nachfragen können …"

„Ich weiß nicht … Ich glaube, dass ich diesen Gedanken einfach nicht denken konnte."

„Sie konnten oder Sie wollten nicht?"

„Der Gedanke existierte nicht. Es gab ihn einfach nicht."

„Und Sie fragten niemanden? Keinen Ihrer Freunde?"

„Niemanden. Erst als mein Vater darauf drängte, ich solle jemanden anrufen, setzte ich mich eines Tages nachmittags nach den Hausaufgaben ans Telefon und wählte, um mich zu verabreden. Aber dann geschah etwas Merkwürdiges: Als am anderen Ende der Leitung abgehoben wurde, versagte meine Stimme. Ich bekam kein Wort heraus. Es geschah von einem Moment auf den anderen. Es fühlte sich an, als würde mein Hals abgeschnürt – und ich legte unverrichteter Dinge auf. Mein Vater war erst entsetzt. Aber ich konnte von diesem Augenblick an nicht mehr telefonieren."

„Wie nahmen Sie das Entsetzen Ihres Vaters wahr?"

„Sein Gesichtsausdruck war erschrocken. Er starrte mich ungläubig an, als ich sagte, dass ich nicht telefonieren könne. Dann redete er ermunternd auf mich ein. Ich war ja immerhin schon ein Teenie und er dachte, er könne mich mit dem Verstand erreichen, aber es funktionierte nicht."

„Die Angst vor der Angst hatte von Ihnen Besitz ergriffen. Sie befürchteten, von den Freunden eine telefonische Absage zu bekommen“, konstatiert Dr. Zages.

Dann erzähle ich ihm von meinen gelegentlichen Anfällen, dem Schwitzen, dem Angstschweiß.

„Wir müssen an der Angst arbeiten und diesem Moloch Hausverbot in Ihrem Kopf erteilen“, meint er, „aber daran gehen wir erst in den Folgesitzungen, nachdem wir das Notwendige für die Schulbescheinigung getan haben.“

Der Mann ist vernünftig. Vielleicht stimmt es wirklich, dass er auch ein ADHSler ist und deshalb Verständnis für meinen Zustand aufbringen kann.

Ich schließe die Augen und mir wird klar, dass es Zeit wird, dem Gespräch eine positive Wendung zu geben. Man soll ja hoffnungsvoll rüberkommen und sich auf das Leben und die Ausbildung freuen. Doch irgendwie juckt mich das alles gar nicht.

„Ich freue mich, wenn wir meine Angstattacken in Angriff nehmen können. Und ich glaube, dass ich das mit Ihrer Hilfe schaffe. Es ist auch echt peinlich, wenn mich so ein Moloch im Supermarkt, im Fitnessstudio, während der Bahnfahrt oder auf einer Party überfällt.“

Dr. Zages notiert etwas und lächelt dabei. „Solche Panikattacken haben viele Menschen und wir können gemeinsam der Panik Tschüss sagen. Sie sind hoffnungsvoll, wie ich merke, und das ist die beste Voraussetzung, um den Feind zu besiegen.“

Auch ich lächele jetzt und weiß, dass er mir bald schon das Attest ausstellen wird und die Show ein vorläufiges Ende hat. Der Vorhang kann fallen.

*

Arne erhielt das Attest, der Direktor war zufrieden und die Ausbildung lief wieder an. Aber auch dieses Mal kam es, wie es wohl kommen musste. Der Reigen begann von vorne, und die Mädels steckten es der Dozentin und die steckte es dem Direx und der warf Arne von der Schule. Die Hälfte der Ausbildungsphase war absolviert, eineinhalb Jahre vertan.

Die Eltern und die beiden Brüder rieten Arne, eine Entzugs-Klinik zur Entgiftung aufzusuchen. Jan, der älteste Bruder, von Beruf Radiologe, suchte für Arne eine passende Klinik aus. Arne blieb dort zwei Monate. Statt Joints gab's Ritalin und Amphetamine und ein Antidepressivum, das Arne heimlich wegwarf. Aber heimlich rauchte Arne zwischendurch doch immer mal wieder.

[Arne berichtet aus einer Sitzung bei seinem neuen Psychiater und Psychotherapeuten, dem er eine seiner frühjugendlichen Depressionen schildert: Er sitzt träumend in der Schulklasse sieht durch das Panoramafenster nach draußen, wo die Welt bunt ist – ganz im Gegenteil zu seiner unmittelbaren Umgebung, die er durchweg als grau empfindet, sogar die Lehrkräfte erscheinen ihm allesamt in ein seltsames Grau gekleidet zu sein.

Der Therapeut fragt ihn, ob er dieses Grau auch in seinem aktuellen Auszubildendenalltag bzw. in seiner Schule erblickt, was Arne bejaht. Es ist ein Hinweis auf seine depressive Stimmung, die durch das Schulgeschehen getriggert wird, durch die offensichtliche Hilflosigkeit, das Ausgeliefertsein als Schüler in einer Situation, in der er sich nicht wiederfindet und wo er sich mit seiner inneren Unruhe nicht wirklich zu arrangieren vermag.

Dann reflektiert Arne über seine leichte Ablenkbarkeit, um schließlich dem Therapeuten von seiner merkwürdigen Art von »Verträumtheit« zu berichten: Als pubertierender Jugendlicher hat er tatsächlich nicht mitbekommen, dass sich eine Internetplattform für Schüler (SchülerVZ) etabliert hatte und unter seinen Mitschülern, Sportkameraden und Freunden bekanntgeworden war, während es an ihm völlig vorbeiging.

Eine weitere merkwürdige Begebenheit fällt ihm ein: Als er einen Freund zum Thema SchülerVZ anrufen will, versagt seine Stimme am Telefon, und er kann auch die nächste Zeit nicht mehr telefonieren. Der Therapeut erklärt ihm dieses Phänomen als »die Angst vor der Angst«. Dazu zählt er auch Arnes gelegentliche Schwitzattacken, das er als »Angstschwitzen« bezeichnet.

Letztlich erhält Arne zwar das Attest, das zur Aufnahme der weiteren Ausbildungsphase nötig ist, aber er wird wieder beim Joint-Rauchen erwischt und von der Schule verwiesen. Seine Eltern und Brüder raten ihm, endlich eine Entzugsklinik zur Entgiftung aufzusuchen. Arne stimmt zu und lässt sich für zwei Monate auf eine stationären Therapieversuch ein.]

Arne:

Ich bin in der Waldklinik gut untergebracht; was heißt gut? Es ist zweifellos mehr als gut, es ist sogar komfortabel. Dank Zusatzversicherung habe ich ein Einzelzimmer. Die Klinik liegt mitten in der Natur, was ich liebe. Und der Blick von meinem Balkon kann von der weitflächigen Blumenwiese bis hinüber zum saftig-grünen Buchenwald schweifen.

Ich erkunde in der nachmittäglichen Freizeit nach den Therapiestunden den Wald zwischen dem nahen Steinbruch und dem nahe gelegenen Obersee. Die Umgebung lässt eher an einen Urlaub als an Therapien denken, wenn da nicht die harten Folgen des kalten Entzugs wären. Ein wenig helfen die Pillen von Dr. Freund darüber hinweg. Doch es ist trotzdem kalt und hart. An ein heimliches Rauchen ist derzeit nicht zu denken. Mir wird fast schwarz vor Augen, wenn ich daran denke, dass ich vielleicht wochenlang auf Cannabis verzichten soll, obwohl es bei ADHS das einzig wirksame Medikament ist. Sicherheitshalber habe ich ein Packung Gras mitgebracht und gut versteckt.

Die für mich zuständige Pflegeschwester heißt Ina, und ich habe genau beobachtet, was und wie sie mein Zimmer aufräumt, wenn ich selbst es nicht schaffe. Ich bin mir sicher, dass sie den Stoff nicht finden wird – es sei denn, sie schnüffelt in meinem Kleiderschrank herum und greift tief hinein in die im unteren Fach stehenden Gummistiefel. Ganz vorne, in der Stiefelspitze, steckt meine Naturmedizin. Abgeschirmt wird die Packung von zwei Paar Socken.

Das Essen ist echt klasse. Und doch ist alles verdammt schwer zu ertragen. Am Anfang war alles ein Kampf und ein Krampf. Dauernd schimpfte die Schwester von der Pflegestation mit mir: Weil ich mein schönes Zimmer nicht aufräume und alles wild herumliegt.

Sie wird richtig sauer, wenn sie merkt, dass ich ihre Ratschläge nicht beachte. Aber ich kann ihr doch nicht verklickern, dass dies zu meiner Krankheit dazugehört. Jedenfalls nehme ich an, dass es so ist, denn ich kenne meine Wohnumgebung eigentlich nur in diesem zusammengewürfelten Zustand.

Aufgeräumt sieht jedes Zimmer viel zu kahl aus. Doch so, wie es jetzt aussieht, tobt hier das Leben. Das Erstaunliche ist, dass ich mich darin wohlfühle. „Dass Sie sich in dieser Unordnung wohl fühlen!", hat Schwester Ina sichtlich erschüttert festgestellt. Wenn sie denkt, ich würde nichts wiederfinden, dann täuscht sie sich gewaltig. Ich finde alles, wenn man mich nur lässt und nicht drängt und drängelt. Und wenn man mir keinen Stress macht.

Stress von außen ist für mich unerträglich, denn ich spüre schon in meinem Inneren genug Stress. Chaos ist für mich kein Ding. Ich habe echt kein Problem mit Chaos. Man muss nur lange genug suchen. Peinlich ist es mir allerdings, wenn Schwester Ina etwas findet, bevor ich es finde. Zum Beispiel habe ich neulich etwas vergebens gesucht – nämlich meine Doktorpillen, die ich regelmäßig nehmen soll.

„Haben Sie die Tabletten extra hier versteckt?", fragte sie mich, als sie am Morgen genau das fand, was ich am Abend unbedingt hätte schlucken sollen.

Sie petzte das sofort Dr. Freund, und der machte natürlich Theater und sprach davon, dass das hier die Krankenkasse bezahle und er in der Verantwortung stehe. Überhaupt sei das Wichtigste, dass man sich an einen geordneten Ablauf halte und dazu gehöre nun einmal die regelmäßige Einnahme der Medizin, denn sonst könne man ja weder Fortschritte beurteilen noch letztendlich Fortschritte sehen. In diesem Punkt ist er knallhart und kann ganz schön nerven.

Ich glaube schon, dass er Ahnung hat, auch wenn mir seine Ahnung bedrohlich vorkommt. Er kann auch richtig drohen. Letztlich sagt er, dass irgendwann zwischendurch eine Cannabis-Probe gemacht wird und wenn dann der Befund positiv sei, hätte ich ein Problem. Es gäbe dann nur noch eine einzige Chance, doch beim zweiten Mal müssten sie sich gezwungen sehen und mich entlassen.

Wenn dann die Krankenkasse einem schlecht wolle, könne es sein, dass man bestimmte Kosten privat tragen müsse und so weiter, immer heiter.

Zwei ältere Männer aus Frankfurt, die hier jedes Jahr einmal für vier Wochen zwecks Auffrischung ihrer Psyche Station machen, haben mir vorgeschlagen, ich könne später gewiss im Pflegebereich arbeiten. Sie sind der Überzeugung, ich sei ein sozialer Mensch. Keine Ahnung, wie die darauf kommen. Nur, weil ich mich für ihre Krankheit interessiert habe? Sie haben Borderline und stehen ständig unter Stress. Da kann ich mich natürlich gut in ihre Lage versetzen. Mich interessieren solche Schicksale. Langsam komme ich weg vom Erzieherberuf und tendiere mehr zur Psychologie. Vielleicht sollte ich das Fach studieren, wenn ich die Klinik hinter mir habe.

Aber noch schlage ich hier den Tag tot, und der beginnt am Morgen mit Frühsport. Ein völlig kindisches Zeug. Etwas für Rentner und solche, die es noch werden wollen. Arme hoch, Arme runter; linkes Bein, rechtes Bein; nach vorne beugen, nach hinten beugen; Kniebeuge, wer kann. Das kann niemand außer mir; die haben alle Knieprobleme. Kein Wunder, ich bin mit meinen 25 Jahren der Jüngste. Mich wundert, dass wir anschließend keine Meditation haben oder eine dieser scheinheiligen Zen-Buddhismus-Sitzungen, wo man kerzengerade und mit knurrendem Magen auf einem Kissen auf dem Boden sitzt und die Wand anstarrt, während der Glöckner von Notre Dame mit einem Gong umherwuselt und einen Tagesspruch aufsagt, zum Beispiel: „Erfahre den gegenwärtigen Augenblick und dein gegenwärtiges Bewusstsein“ oder, wenn ich an Klinikberichte meiner Freunde denke, was man dort gerne als Tageslosung in die Stille schleudert: „Tu es oder tu es nicht. Aber höre auf, es zu versuchen.“

Was mir damals echt unter die Haut ging, war der Spruch, den Ashua, mein indischer WG-Kumpel aus Mannheim, einmal sagte: „Verzeihe dir selbst die Fehler aus deiner Vergangenheit. Sie lehren dich, es beim nächsten Mal besser zu machen.“ Hier in der Klinik haben wir weder Meditation noch Gebetsstunden, und ich glaube, das ist auch ganz gut so.

Von hohlen Sprüchen wird mein depressiver Zustand nicht besser. Aber Ashuas Spruch hatte was. Damit konnte ich ein klein wenig anfangen, denn ich habe mir bisher unaufhörlich Selbstvorwürfe gemacht. Doch ich habe sie umgemünzt in Vorwürfe gegen andere: gegen meine Eltern, gegen meine Brüder, gegen falsche Freunde und hauptsächlich gegen „die Umstände".

Wir hören uns hier natürlich auch Sprüche an. Denn jeden Morgen sitzen wir in einem Gesprächskreis zusammen und labern uns gegenseitig zu. Bis auf Pat und Patachon, wie sich die beiden Frankfurter nach den zwei bekannten dänischen Komikern selber nennen. Wenn man sie sieht, versteht man es sofort, denn ganz nach dem Original ist der eine lang und dürr und der andere etwas kurz und dick geraten. Sie gefallen mir echt, denn sie können über sich und ihr ungeschickt wirkendes Nebeneinander selbst herzlich lachen. Trotz Borderline, alle Achtung. Manchmal habe ich den Verdacht, sie nehmen ihr Borderline überhaupt nicht ernst. Beide sind jedoch im Gesprächskreis merkwürdig still, obwohl sie ansonsten großen Redebedarf haben und sich gegenseitig vollquasseln. Ich würde gerne wissen, warum sie hier so wortkarg sind.

Anschließend bewegen wir uns im Schnecken-Tempo ins Nachbargebäude, wo der Raum für die Gestaltungstherapie und das ganze Bastelzeug ist: Farben, Pinsel, Knetmasse und Ton, dazu eine Töpferscheibe, Holz, Ytongstein und all so'n Zeug. Das schafft mich.

Ich habe in der Schule noch nie das Fach »Kunst« gemocht. Aber hier sei alles ganz anders, meint die Therapeutin. Es handele sich überhaupt nicht um eine künstlerische Betätigung mit dem Ziel ein Kunstwerk zu schaffen, sondern um die Möglichkeit, das geheimnisvolle Unbewusste bildlich zu symbolisieren, zu bearbeiten und in die psychologische Gesamttherapie zu integrieren. Alles ziemlich schwülstige Worte, mit denen ich wenig anfangen kann.

Am Nachmittag habe ich eine Einzelstunde bei Dr. Freund. Ich schätze ihn. Außerdem schätze ich ihn auf Anfang Fünfzig. Er trägt immer eine Flanellhose und ein unschuldig-weißes Hemd und sitzt in Therapiezeiten in seinem Büro in einer separaten Sitzecke, wo ein Ficus Benjamini die Ecke obligatorisch mit dem mir bereits bekannten Psychologengrün auffrischt und auf mich wartet.

„Na, Herr Lohra, wie war Ihre zweite Woche bei uns?“

„Ich habe mir Gedanken über meine Zukunft gemacht.“

„Sehr guuut“, sagt mein Therapeut. Er dehnt das »Gut« immer etwas länger aus, um das Gute besonders guuut zu finden. Das ist mir schon in den ersten vier Sitzungen aufgefallen. Pro Woche darf ich mir zweimal sein Guuut unter Zeugenschaft des Benjamini anhören. Doch ich will meinen heimlichen Sarkasmus nicht übertreiben: Doktor Freund meint es wirklich guuut mit mir, und er weiß irgendwie schon, mit wem er es zu tun hat.

„Nun, was meinen Sie, wie Ihre Zukunft aussieht?“

„Scheiße.“

„Ich verstehe“, sagt mein Therapeut etwas enttäuscht. „Wären Sie bereit, gemeinsam mit mir die Scheiße zu analysieren?“

„Was gibt es da großartig zu analysieren? Es gibt keinen Ausweg aus meinen Unruhezuständen. Meine Depression ist Scheiße. Meine Angstzustände, meine Panikattacken, meine Zwangshandlungen sind Scheiße. Wie soll ich da jemals einen Job bekommen? Ich kann doch nicht dauernd meinen hypothetischen Chef bitten, mir eine kleine Laufpause draußen vor dem Unternehmensgrundstück zu gönnen oder Dehn-Übungen auf der Toilette zu machen, damit die Kollegen meinen Spleen nicht mitkriegen. Und überhaupt, ich kann mich doch nicht länger als eine halbe Stunde auf eine Sache konzentrieren – es sei denn, ich bin 150-prozentig motiviert.“

„Gibt es nicht eine Aussicht auf eine 150-Prozentstelle in Ihrem Leben?“

„Notfallsanitäter fällt schon mal weg. Das habe ich ausprobiert. Heim- und Jugenderzieher fällt auch weg, da komme ich nicht wieder rein. Was mich nach wie vor interessiert und weshalb ich ja die beiden Ausbildungsgänge zwischengeschaltet habe, das wäre Medizin. Doch das ist, ehrlich gesagt, wohl zu lernintensiv und erfordert höchste Konzentrationsfähigkeit. Aber immerhin habe ich jetzt so viele Wartesemester angesammelt, dass es für einen äußerst begehrten Studienplatz an der Uni Siegen im Fachbereich »Psychologische Therapie« reichen würde. Darüber hatte ich mich bereits informiert, bevor ich hierherkam. Das motiviert mich tierisch, also ehrlich, Dr. Freund, ganz im Ernst …" Ich schweige und schaue ihn mit Tränen in den Augen an, weil ich ahne, dass ich als geborener Pechvogel ganz sicher diesen Platz nicht bekommen werde – trotz all der Wartesemester.

Im ersten Moment verzieht Dr. Freund sein Gesicht. Ich weiß nicht, ob es Erstaunen, Entsetzen oder so etwas wie Hohn ausdrückt. Dann plötzlich lächelt er und sagt: „Sie wollen mir wohl meinen Arbeitsplatz streitig machen? Aber, wie Sie gerade sagten: ganz im Ernst: Was finden Sie an einem solchen Beruf erstrebenswert?"

„Man kann anderen Menschen, die genau in einer solchen Klemme stecken wie ich, gute Tipps geben. Wer könnte sie nicht besser verstehen als jemand, der selbst unter den Symptomen leidet oder jahrelang gelitten hat."

„Nun ja, da haben Sie nicht ganz unrecht …"

„Ich habe sogar in Mannheim einen Psychotherapeuten gehabt, der ebenso wie ich ADHSler war und er hat großes Verständnis für mich aufgebracht."

„Verständnis ist die eine Sache. Einen angemessenen Umgang mit Stimulanzien und der ADHS-Erkrankung zu finden, ist eine andere Sache. Haben Sie sich das gut überlegt?" Dr. Freund betont das Gut in diesem Zusammenhang normal kurz und sieht mich erwartungsvoll an.

„Ich habe hier alle Zeit der Welt, um mir diese Perspektive gut vorstellen zu können. Ich habe hier jede Menge Arschloch-Gefühle zu anderen Berufsvarianten rumliegen, die ich aus dem Regal der Unmöglichkeiten entfernt habe. Anschließend habe ich das Regal demontiert und auf den Sperrmüll geworfen. Wenigstens dazu konnte ich mich aufraffen."

Ich wische mir möglichst unauffällig die Tränen aus den Augen, denn bei den letzten Sätzen kann ich mir ein Grinsen nicht verkneifen, und selbst Dr. Freund lächelt etwas unschlüssig.

„Sie nehmen das alles mit viel Humor, Herr Lohra, das ist bewundernswert."

„Das scheint nur nach außen so. Wenn ich hier draußen und alleine auf meinem Stationszimmer bin, könnte ich heulen, weil ich weiß, dass meine Zukunft alles andere als rosig ist, selbst wenn ich den Studienplatz als Psychotherapeut erhalten würde. In diesem Moment wird mir schlagartig bewusst, dass meine Situation nicht witzig ist."

„Trotzdem sind Sie irgendwie gewitzt", wirft mir der Therapeut knapp am Ficus vorbei ein Pseudokompliment zu.

Hui, denke ich, *wieder einer dieser Psycho-Onkel-Finessen, um mir zu entlocken, was ich eigentlich vor ihm verheimlichen wollte.* Die Sache mit den Zwangshandlungen, mein heimlicher Berufswunsch und zugleich mein Zweifel an der Realisierbarkeit dieses Studiums – diese Dinge wollte ich für mich behalten. Was in meinem Kopf vor sich geht, ist zwar meine gefühlte Realität, aber bevor ich es nicht laut ausspreche, ist es nicht wirklich die echte Realität. Jetzt sind mir Sachen rausgerutscht und nicht mehr rückgängig zu machen. Allenfalls könnte ich sie relativieren. Oder ich könnte vom Thema ablenken. Oder beides. Einen Versuch ist es wert.

„Oh, Sie machen Ihre Sache echt gut", sage ich zum Therapeuten. „Sie haben mich bei meinen vielen Widersprüchen ertappt. Ich nehme an, Sie machen Ihren Job nicht ehrenamtlich, sondern professionell."

„Jetzt werden Sie ein wenig komisch. Als zukünftiger Kollege müssten Sie wissen, dass man so nicht miteinander umgeht." Er lacht kumpelhaft, bevor er fortfährt: „Und jetzt wieder im Ernst: Lässt sich mit Ihrer Vermeidungsstrategie Ihre Zukunft gestalten?"

„Wahrscheinlich nicht. Aber vielleicht ist es für meinen Traumberuf auch unerlässlich. Ist es nicht essentiell, dass man direkte Hilfestellung für den Patienten möglichst umgeht? Vermeidungsstrategie als professionelles Leitmotiv?"

„Sie werden in dem von Ihnen angestrebtem Studium als Zweitwichtigstes lernen, wie man Fragen eines Patienten umwandelt in Fragen an ihn selbst. Als Therapeut – und da verrate ich Ihnen kein Geheimnis – stellen *Sie* die Fragen und nicht der Patient."

Sie sind ein ganz schönes Arschloch, würde ich jetzt gerne antworten, aber tatsächlich höre ich mich unterwürfig sagen: „Ich würde gerne wissen, was das absolut Wichtigste ist, was man im Psychologiestudium als Erstes lernt."

„Na, was glauben Sie wohl?", fragt er zurück.

Ich habe seine Retourkutsche durchaus begriffen und gebe brav wieder, was ich im Internet recherchiert habe: „Statistik."

„Sehen Sie, wir beide haben das System verstanden.“ Er lächelt mich verständnisvoll an.

Ich lächele gequält zurück und frage: „Was soll ich denn jetzt nur tun?“

„Was wären denn Ihre nächsten Schritte, wenn Sie die Klinik verlassen haben, Herr Lohra?“, fragt Dr. Freund derart freundlich, dass ich einfach sprachlos bin. Da ich überrumpelt dem Schweigen verfalle, schaut er zum Ficus Benjamini, der aber auch beharrlich schweigt. Schließlich schaut er mich von oben bis unten an, als wolle er mich scannen. Dann kreuzen sich unsere Blicke und bleiben aneinanderhängen, bis ich es nicht mehr aushalte.

„Sie haben gewonnen“, sage ich, „aber nur, weil mir derzeit keine vernünftige Antwort einfällt. Ansonsten steht es unentschieden, denn das Mit-den-Blicken-Ausziehen ist Ihnen nicht wirklich gelungen.“

„Möchten Sie denn ausgezogen vor mir sitzen?“

Die Provokation sitzt. Schon wieder hat er mich entwaffnet. Wenn ich Ja sage, muss ich ihm die Intimitäten meines depressiven Alltags en détail verklickern. Vielleicht sogar meinen Cannabiskonsum gestehen. Wenn ich seine Frage verneine, wird er darauf bestehen, dass ich ihm meine sorgfältig geplanten nächsten Schritte nach dem Klinikaufenthalt erläutere. Der Schwachpunkt ist, dass ich keine Planung und keine Ahnung habe.

Da ich mich noch nicht in der Lage sehe, ihm eine sinnvolle Antwort zu geben, übernimmt er das für mich. „Schauen Sie, wir wollen in den verbleibenden sechs Wochen ein gewaltiges Stück weiterkommen, um Ihre Probleme zu beenden oder zumindest zu verringern. Dazu wäre es angebracht, dass Sie mir alles sagen, was Ihr Leiden und die Problemlage angeht.

Die Sache mit den Zwangshandlungen zum Beispiel wusste ich noch nicht, und dass Sie die verordneten Medikamente verstecken, um sie nicht nehmen zu müssen, habe ich rein zufällig erfahren. Ich kann nur gemeinsam mit Ihnen den Weg gehen, kann Sie lediglich in den nächsten Wochen begleiten, Ihnen vielleicht einen Hinweis geben, worüber Sie selbst in Ihrem Inneren nachfragen und forschen können.

Ich kann weder die emotionale noch die rationale Datenverarbeitungsmaschine in Ihrem Kopf programmieren. Meine Aufgabe liegt in den richtigen Fragen. Die möglichen und für Sie akzeptablen Antworten sollten Sie selbst hinbekommen.“

Peng. Das ist ein Schuss aus der Hüfte. High Noon.

„Ich gestehe alles, was Sie von mir verlangen“, sage ich und hebe die Hände hoch.

„Erzählen Sie alles über Ihre Zwangshandlungen und wie man Ihrer Ansicht nach das ADHS medikamentös behandeln sollte.“

Ich habe ihm alles erzählt: Dass ich viel zu lange und zu oft die Hände wasche, und dass ich die Zähne zu lange putze, wie mein Vater seit Jahren meint. Dass ich alles Geschirr vor der Benutzung durch mich noch einmal mit Leitungswasser abwasche – selbst wenn es gerade aus der Spülmaschine kommt. Gerade dann wasche ich es erst recht noch einmal ab, denn die Geschirrspül-Taps sind pures Gift.

Auch im Essen entwickelt sich durch abgelaufene Lebensmittel Gift, wenn man nicht auf's Mindesthaltbarkeitsdatum achtet. Überhaupt muss man auf all jene Lebensmittel ein Auge haben, die mit Pestiziden gespritzt sein könnten, wie zum Beispiel Südfrüchte, Tee und alles, was aus Asien kommt, denn die gehen mit Pestiziden um wie wir mit Weihwasser.

Ich erzähle ihm von all dieser unerklärlichen Angst. Angst vor so vielem. Angst, Menschen zu begegnen, die mich noch von früher kennen könnten und nach meinem Befinden oder nach meinem Job fragen könnten. Ich berichte von meiner Angst, das Wohnhaus nach vorne durch den Hauseingang zu verlassen.

„Und wie verlassen Sie dann das Haus?"

„Über die Tiefgarage, durch die hintere Ausfahrt. Die endet auf dem ziemlich unbelebten Parkplatz. Von dort gelange ich über die hinten gelegenen Seitenstraßen überall hin. Meistens gehe ich nicht zu Fuß, sondern fahre mit dem Auto und ziehe mir dabei die Kapuze so weit wie möglich ins Gesicht."

„Sie wissen schon, dass das besonders auffällig ist, falls Ihnen unterwegs Polizei begegnet, nicht wahr."

Daran habe ich noch nie gedacht.

Das Ende vom therapeutischen Lied: Dr. Freund und ich waren uns in Sachen Lebensmittel fast in jeder Hinsicht einig. Doch die sogenannten

Zwangshandlungen sollte ich unbedingt angehen, dazu mehr in der nächsten Stunde, meinte er.

Fünf Sekunden vor Sitzungsende sagte er tatsächlich noch: „Ich finde es gut, dass Sie sich zur Einnahme der Amphetamine durchgerungen und dem Cannabis abgeschworen haben, denn letzteres ist es, was Ihre Depressionen befeuert."

So einen Quatsch habe ich bisher nur von meinen Brüdern gehört, aber weil ich die Klinikbehandlung ohne große Probleme durchhalten möchte, habe ich zustimmend genickt und sagte: „Cannabis kommt für mich nicht in Frage … Es sei denn, Sie verordnen es mir."

Er musste herzlich lachen und komplementierte mich zur Tür hinaus.

Nach der Therapiestunde drehte ich mir auf meinem Zimmer einen Joint, steckte ihn zusammen mit meinem Feuerzeug vorsichtig in meine Jackentasche und ging eine Runde spazieren.

Neulich hatte ich das Feuerzeug vergessen und musste den langen Waldweg zurück auf mein Zimmer, nur um den mickrigen Anzünder zu holen, denn ich kann ja unterwegs niemanden bitten, mir den Joint anzuzünden.

Oben am Waldrand steht eine Sitzbank für Wanderer, dort kann ich in Ruhe rauchen. Ich vermeide so gut es geht, dass mir Patienten oder gar Klinikbedienstete begegnen. Denn man muss ja das Schicksal nicht herausfordern.

Wieder war ein Kliniktag geschafft.

Langsam komme ich klar damit. Die ganze Chose hier hat ja auch ihre durchaus lustige Seite –

die langbeinige, etwas gefühlsarme Gestalt-Therapeutin heißt Langwasser, der breitmäulige Chefarzt heißt tatsächlich Breitmeier, der knallharte Gruppentherapeut heißt Steinmüller und der einzig warmherzige und zu gelegentlichen Scherzen aufgelegte, freundliche Psychotherapeut heißt freundlicher Weise Doktor Freund. Mein Freund.

Eine halbe Stunde vor dem 18:00-Uhr-Abendessen liege ich auf meinem Bett. Draußen regnet es, und ich spüre, wie sich etwas im Zimmer ausbreitet, das ich unbedingt fernhalten will – dieses unsägliche Grau.

Also konzentriere ich mich auf alles, was im Raum Farbe hat: auf meinen roten Pullover, auf meine beiden gelben T-Shirts im halb geöffneten silbernen Koffer, auf den grünen Apfel im Obstkorb und die etwas angebräunte Banane, auf die blaue Jeans, die über dem Stuhl hängt. Und dann geschieht etwas sehr Ungewöhnliches. Ich denke tatsächlich über Freunds Frage nach: Was will ich eigentlich?

Was soll man für gewöhnlich wollen? Dass man Vater und Mutter ehrt, nicht üble Nachrede gegen seinen Nachbarn führt, allen Menschen gutgesinnt ist. Alles schön und gut, aber was mich betrifft, so will ich nur eines: eine Perspektive, die mir ein selbständiges Leben mit einem Beruf beschert, der nicht zu anstrengend ist und doch genügend Geld abwirft, um eine Frau und Kinder zu ernähren.

Ich will ein ganz normales Leben führen und nicht wie ein Behinderter behandelt werden. Ein Psychotherapeut sitzt seinem Patienten gegenüber, nickt ab und zu verständnisvoll und gibt gelegentlich einen guten Ratschlag, den er geschickt in eine Frage verwandelt, sodass es den Anschein hat, als würde der Patient, sobald er auf die Frage eingeht, selbst auf die Lösung kommen. Psychotherapeut, ja, das wär's!

Genau das wäre mein Traumjob. Natürlich möchte ich auch nicht mehr urplötzlich von diesen Panikattacken, dem Angstschwitzen und dem Gefühl der Hilflosigkeit überfallen werden. Natürlich stört mich auch diese verdammte Umständlichkeit in Sachen Hygiene, dieser Abwasch von Dingen, an denen noch die Schadstoffe von Reinigungsmitteln hängen. Aber dazu ist eben die Gesellschaft verpflichtet. Sie muss all das Giftzeug aus den Supermarktregalen verbannen.

Es gibt aber auch Dinge, die sind unabwendbar – Zahnpflege und regelmäßig gewaschene Hände sind gerade in einer Klinik absolut notwendig. Ich grübele: Was also will ich noch? Was ist mir noch sehr wichtig? Natürlich soll diese Depression aufhören und dass ich bei jedem Gedanken an mein bisher versautes Leben in Tränen ausbreche.

Ich will, dass diese verdammte Leere, die manchmal in meinem Kopf herrscht, verschwindet. Dann will ich mir lieber ausmalen, wie ich als Therapeut den Menschen helfe, die in einer ähnlichen Situation stecken wie ich heute. Eine verzweifelte Situation. Zwar sind meine Fußschmerzen so gut wie weg. Nur selten noch macht sich der Fuß bemerkbar. Aber in meinem Kopf fährt irgendwas zu oft Karussell. Dann denke ich an die elende Scheidung meiner Eltern und an die nachfolgenden elenden Rosenkriege, die nicht aufhören wollten.

Damals konnte ich mich noch auf meine Brüder verlassen. Sie hielten immer zu mir und waren meine Stütze. Aber heute? Sie sehen nur Rot und das nur wegen dem Cannabis. Die halbe Welt müsste mal zur Besinnung kommen. Was sage ich: die *halbe* Welt? Die ganze! Die sollten alle einen Dauerkurs in Gesundheit und Naturmedizin belegen müssen. Die spinnen doch alle.

Wenn ich mir so etwas vorstelle, dann weiß ich, dass das verrückt klingt. So kann man nur denken, wenn man nicht der Norm entspricht und von ihr abweicht, also davon weg-gerückt, ver-rückt, ab-gerückt ist. Dass die ganze Welt spinnt, das kann nur annehmen, wer selbst spinnt, aber ich bin ja kein Spinner. Ich bin nicht verrückt.

Was mein ADHS, meine Panikattacken, meine langanhaltenden Fußschmerzen von damals und was mein Beruhigungsmittel in Form von Cannabis betrifft, so weiß ich, dass das so ist und dass es keine Spinnerei ist. Ich bin wirklich nicht verrückt, aber das kann ich alles ja niemandem erzählen, weil einen dann alle für verrückt halten. Bei allen anderen, die mir in gleicher oder ähnlicher Weise so kämen, würde ich die wahrscheinlich auch für verrückt halten. Nur bei mir ist es echt anders. Weil ich nicht verrückt bin.

Wie könnte ich also in der nächsten Sitzung Dr. Freunds Frage beantworten, wenn die vom Hausarzt diagnostizierte „nicht näher definierte Persönlichkeitsstörung“ zur Frage führt, was diese Persönlichkeit mit dieser nicht näher definierten Störung eigentlich dezidiert will? Will ich einfach die Störung beseitigen?

„Ja, ich will."

Aha, aber wie?

„Einfach mal einen Berufswunsch nennen, Herr Lohra."

„Therapeut."

„Psychotherapeut?"

„Ja, das isses!"

„Fein. Dann machen Sie doch einfach."

„Aber wie?"

„Erstens Antidepressiva schlucken gegen die Depressionen."

„Und gegen ADHS?"

„Amphetamine schlucken."

„Und gegen die Angststörung?"

„Paroxetin einnehmen."

„Und gegen Zwangshandlungen?"

„Wird ebenfalls mit Paroxetin weggezaubert."

„Danke."

„Bitte, bitte! Aber nicht dafür."

So jedenfalls stelle ich mir das Gespräch mit Dr. Freund als Kurzfassung vor. Vielleicht tue ich ihm damit unrecht, denn er meint es wohl wirklich gut mit mir, und ich könnte mir sogar vorstellen, dass er sagt: „Sie kriegen das alles auch ohne Pillen hin. Gehen Sie nur endlich einmal durch den Irrgarten der Tiefenpsychologischen Therapie und halten Sie drei Jahre durch, dann öffnen sich Ihnen alle Möglichkeiten, die Sie bis dahin versäumt haben.

Aber bedenken sie bitte das Raum-Zeit-Kontinuum und dass es keine verlorene Zeit gibt, außer Sie tun nichts. Denn nichts ist schlimmer als das Nichts, umgangssprachlich oft auch »Nix« genannt. Das Nix ist die Null der Mathematik: Notwendig, ja unabdingbar für jede Rechenoperation – und doch ohne jeglichen Nährwert."

Ich gehe runter zum Abendessen.

An Tisch Nr. 42 sitzen schon Caren Miosga, Markus Lanz und Richard David Precht und warten auf mich. Ich winke ihnen von der Tür aus kurz zu und gehe erst zum Büfett, um mir eine kalte Platte zusammenzustellen.

Heute muss unbedingt auch etwas Ungesundes dabei sein, die Gelüste fordern ihren Tribut. Auch sie haben ein Recht auf Achtsamkeit. Und so achte ich auf mein Lieblingsabendessen: Leberwurst, Camembert und ein kaltes Schnitzel. Dazu etwas Gesundes, weil es der Krankheit schadet: Blankes, nacktes Vollkornbrot, weder Butter noch Ersatzbutter, ein kleiner Salatteller und zwei eingelegte Gurken.

„Heute bist du aber spät", sagt Caren Miosga, als ich mich neben sie setze. Normalerweise kommt immer *sie* als Letzte, obwohl sie die Jüngste von den alten Herrschaften ist. Ich schätze sie auf das Alter der echten TV-Miosga, so Mitte Fünfzig. Haarfarbe und Haarschnitt ähneln ihrer Namensgeberin bis auf die letzte Strähne. Deshalb habe ich Birgit scherzhaft Miosgas Namen verliehen, natürlich nur ein einziges Mal, als es mir versehentlich rausrutschte. Sie hat es locker genommen und gesagt, man habe sie schon öfter mit der Moderatorin verglichen. Heimlich, nur in meinem Kopf, ist und bleibt sie Caren Miosga, und ich muss mich überwinden, zu ihr Birgit zu sagen. Aber ich will ja höflich sein und reiße mich zusammen.

Peter, der mich in allem an Markus Lanz erinnert – insbesondere was seinen Redefluss und seinen Augenaufschlag von unten nach oben betrifft – weiß nichts von seinem Glück, bis jetzt … wenn mir nicht auch in seinem Fall irgendwann vielleicht ein Ausrutscher widerfährt.

Wolfgang hingegen ist voll und ganz von akademischem Naturell, so tiefgründig, so besonnen, so klug. Er ist der Philosoph am Tisch und erinnert allerdings nur dann an Richard David Precht, wenn er ihn zitiert. Ihn sprechen wir am Tisch dann alle mit „Richard" an, was ihn sichtlich amüsiert.

„Ja, ich bin heute etwas später, weil ich erst noch meine Therapiestunde verdauen musste", antworte ich Caren.

„Nachsitzen bei Dr. Freund?", fragt der freche Markus.

„Nein, Nachsitzen bei mir im Bett, gewissermaßen also Nachliegen, und nachdenken darüber, was Freund an Zündstoff heute nachgelegt hat."

Als erstes lachen wir vier über mein ungewolltes Wortspiel. Das ist ziemlich befreiend. Wir haben in den letzten beiden Wochen, seitdem wir gemeinsam diesen Esstisch teilen, festgestellt, dass uns Witze lieber sind als bleierner Ernst. Mein Pech ist, dass ich mir keine Witze behalten kann und nur auf lustige Situationen passiv eingehen oder sie gelegentlich aktiv verstärken kann. Aber zu Alltagswitzen habe ich überhaupt keinen Zugang.

„Na, dann erzähl mal, wie weit ihr heute gekommen seid“, sagt der Philosoph.

Normalerweise erzählt man sich in solchen Häusern nicht, was in den Einzeltherapien geschieht, doch wir vier sind da ganz hardcore und plaudern über das, was uns auf der Seele lastet. Das hat den Vorteil, dass wir inzwischen wissen, wie einheitlich unsere geschmeidigen Einheitstherapeuten vorgehen.

„Ich schätze, dass er dich dazu bringen wollte, endlich in sein Antidepressiva-Programm einzusteigen“, sagt Frau Miosga und lächelt das bekannte, breite Moderatorinnen-Lächeln.

„Ich habe ihm jedenfalls seine Frage, was ich eigentlich will, endlich beantwortet.“

„Ganz nach dem Motto: Wer bin ich und was will ich und wenn ja wie viel davon?“ Richard David Precht hat gesprochen, und wir stoßen erst einmal mit unserem alkoholfreien Bier an. Das gehört zu unserer modernen Abendmahl-Zeremonie. Erst dann hauen wir gepflegt rein. Die drei essen schön langsam und zwingen mich jedes Mal aufs Neue, über gutbürgerliches Benehmen, Essensmanieren und die gesundheitliche Notwendigkeit von einer gepflegt langsamen Aufnahme der Mahlzeit nachzudenken. Ich bin eher der Schlinger. Meines Erachtens hat auch dies etwas mit dem ADHS zu tun.

„Also?“, fragt Richard nach.

„Also habe ich ihm gesagt, dass ich echt für den Job eines Psychotherapeuten brennen würde.“

Wieder lachen wir herzlich, das ist ja logisch, denn die drei haben keine Ahnung davon, wie ernst ich es damit meine. Bisher hatte ich meinen angestrebten Studienplatz in Siegen nicht erwähnt. Sie kennen also nicht meine Vorgeschichte: diese ewig lange Wartezeit auf den medizinischen Studienplatz, die ich mir mit allerlei Ausbildungsversuchen zu verkürzen suchte.

Ich habe ihnen soweit nichts erzählt. Erstens glaube ich, dass es sie nicht sonderlich interessieren würde. Zweitens fühle ich mich bei diesem Thema nicht wohl; mein Vater meinte einmal, es sei wohl eine Scham, weshalb ich vor anderen das Thema meide. Das stimmt auch irgendwie. Stolz kann man wahrhaftig nicht sein, wenn man zwei handfeste berufliche Ausbildungen in den Wind schießt, um auf eine akademische Ausbildung zu warten.

Wir vier sitzen noch eine Weile zusammen und palavern über den Psychotherapeuten-Beruf, und jeder von uns meint, das sei eine Sache, die wir selbstverständlich genauso gut oder genauso schlecht hinbekommen würden wie die hiesigen Möchtegern-Profis.

Was ist als Therapeut groß zu tun? Zustimmend nicken, abwägend den Kopf von der einen zur anderen Seite neigen, mal einen skeptischen, mal einen halbwegs herzigen Blick zuwerfen und Fragen über Fragen stellen, immer wieder den Patienten mit Fragen löchern bis dieser die Therapiestube endlich verlässt – genauso klug wie vorher.

Allein unser Haus-, Hof- und Tischphilosoph meldet Bedenken an. Zwischen seinen Schinkenbroten lauernd, führt uns Wolfgang alias Richard nun an die großen philosophischen Fragen des Lebens heran: Sehen wir den Therapeutenberuf nicht viel zu einäugig? Stimmen Erscheinungsweise und Wesen dieses Berufes eventuell nicht überein – und schon gar nicht mit den realen Begebenheiten? Und was sind die wahren Begebenheiten?

Danach wird er etwas konkreter und fragt: Wie viel soll man am Abend essen? Wie viel zählen Kalorien wirklich? Was ist die Wahrheit, wenn man hinter die Fassade der Kalorientabelle schaut? Was ist die Wahrheit, wenn man hinter die Fassade unserer Therapeuten schaut? Was halte ich von unserem Büfett, wenn ich in die Küche und in die Gesichter der Köche schaue? Woher weiß ich, was ich esse? Was darf die Hirnforschung und wenn ja, warum?

Die Beantwortung all dieser weltbewegenden Fragen übernimmt er selbst, mit ernster Miene. Nach zehn Minuten schauen wir zum Büfett, das jetzt abgeräumt wird. Dann erst schauen wir drei auf unsere Uhren, dann zu Richard David Wolfgang Precht.

„Schon gut", sagt er, „ich komme gleich zum Ende."

Caren Miosga lassen seine Fragen kalt, auch seine Ausführungen prallen an ihr ab. Kurz bevor wir den Abendbrottisch verlassen, sagt sie mit leicht spöttischem Blick zu ihm: „Wir danken dir für deine beispiellose Orientierungshilfe in der schier unüberschaubaren Fülle unseres Wissens vom Menschen. Mit dir lässt sich mühelos, lustvoll und spielerisch über unser Klinik-Abenteuer nachdenken. Es wird

Zeit, dass du deine Gedanken zu Papier bringst und als hochwertige Geschenkausgabe in Halbleinen, mit farbigem Schnitt, mit Lesebändchen und vielen farbigen Abbildungen herausbringst."

Ich gehe auf mein Zimmer und lege mich wieder flach. Solche Tischgespräche inspirieren mich irgendwie schon. Ich denke über Wolfgangs Ausführungen nach: Was bin ich? Ein Duckmäuser? Nein, so sehe ich mich nicht. Im Gegenteil, ich sehe mich eher als Hasch-Rebell. Bin ich ein Mitläufer, ein Fähnchen im Wind? Auf keinen Fall, denn wer Cannabis raucht, steht sowieso außerhalb der Gesellschaft.

Bin ich ein Narzisst? Das wohl schon eher, wenn ich ehrlich bin; auch wurde mir das schon manchmal zum Vorwurf gemacht. Bin ich ein Machtmensch und Ehrgeizling? Leider überhaupt nicht; denn sonst wäre ich wahrscheinlich nicht so oft auf Menschen hereingefallen, die mich ausnutzten. Ich denke, dass ich nach meiner Genesung ein guter Psychologe werden kann, ein Top-Psychologe. Aber erst einmal muss ich den Studienplatz ergattern. Nach dem Klinikaufenthalt werde ich mich in Siegen bewerben.

[Arne berichtet über seinen Aufenthalt in der von seinen Brüdern organisierten Entzugsklinik. Er hat heimlich Cannabis mitgebracht und in seinem Einzelzimmer versteckt. Stationsschwester Ina bemängelt sein unaufgeräumtes Zimmer, in dem Chaos herrscht, aber Arne stört Chaos keinesfalls, sondern er

kann sich gut darin zurechtfinden und versteht die Kritik nicht.

Eines Morgens findet Schwester Ina die für die Abendeinnahme verordneten Tabletten und unterstellt dem Patienten Absicht, Arne habe sie versteckt. Doch Arne beteuert, er habe sie wirklich vergessen zu nehmen und nicht versteckt. Dennoch verpetzt ihn die Stationsschwester beim zuständigen Arzt, Dr. Freund, der ihn auf eine eventuell spontan stattfindende Cannabis-Probe und die daraus entstehende Konsequenz hinweist (bei Wiederholung Abbruch der Reha-Maßnahme und Meldung an die Kasse mit evtl. Regressansprüchen der Krankenkasse).

Zwei ältere Mitpatienten mit Borderline-Erkrankung ermuntern Arne, später einmal einen Pflegeberuf zu ergreifen, da er ein sozial kompetenter, einfühlsamer Mensch sei. Arne kommt erstmals auf den Gedanken, Psychologie zu studieren.

Arne berichtet über eine der ersten Therapiesitzungen mit seinem Behandelenden Oberarzt Dr. Freund: Arne offenbart, dass er keinen Ausweg aus seinen Unruhezuständen sieht. Seine Depressionen plagen ihn. Seine Angstzustände, seine Panikattacken, seine Zwangshandlungen beeinträchtigen enorm seinen Alltag, wie er Dr. Freund ehrlich und ohne Scham mitteilt. Wie soll er da jemals einen Job bekommen? Er sagt: „Ich kann doch nicht dauernd meinen hypothetischen Chef bitten, mir eine kleine Laufpause draußen vor dem Unternehmensgrundstück zu gönnen oder Dehn-Übungen auf der Toilette zu machen, damit die Kollegen meinen Spleen nicht mitkriegen."

Der Arzt lässt sich berichten, was Arne bisher beruflich getan und versäumt hat. Arne lässt seinen Erinnerungen und Zukunftsgedanken freien Lauf. Für die Zukunft kann er sich ein Psychologiestudium gut vorstellen, da er selbst all die

Leiden bisher durchlebt hat, unter denen wahrscheinlich seine späteren Patienten ebenso zu leiden haben. Entsprechend könnte er ihnen mit Mitgefühl und Verständnis entgegenkommen und Therapievorschläge unterbreiten. Zugleich hegt Arne selbst Zweifel an der Möglichkeit und Sinnhaftigkeit eines zukünftigen Berufs für ihn als Psychotherapeut.

Arne begreift im Therapiegespräch, dass er keinen ernsthaften Plan für die Zukunft hat, weder einen Plan A noch einen Plan B. Er erzählt dem Arzt Einzelheiten über seine Ängste, in welchen Situationen und in welcher Form sie auftreten, wie seine Zwangshandlungen ablaufen, wie seine Haltung zu Lebensmitteln und zum Essen ist.

Der Arzt bestärkt Arne in Bezug auf die Einnahme von Amphetaminen und dem Abschied vom Cannabis. Doch insgeheim denkt Arne, dass Dr. Freund wenig Ahnung von der Cannabispflanze hat, die Arne als Heilpflanze begreift – gerade auch hinsichtlich seiner ADHS-Erkrankung.

Auf seinem Zimmer, nach der Therapiesitzung, sinniert Arne über sein Leben, über einen Traumberuf, den er gerade entdeckt hat: Psychotherapeut. Er stellt sich diesen Beruf sehr einfach und auf ihn zugeschneidert vor. Dann überlegt er, wie es in der nächsten Sitzung weitergehen könnte und malt sich aus, dass sein Therapeut ihm Unmengen von Pharmazeutika empfiehlt, ohne die er niemals diesen Traumberuf wird ausüben können.

Anschließend schildert Arne eine Gesprächssituation seiner Abendbrot-Tischrunde mit drei weiteren Patienten. Es macht deutlich, dass sich die Patienten mit etwas »Galgenhumor« ihrer Situation bewusst sind und darüber relativ offen reden können. Es sind typische Tischgespräche unter Patienten, die sich gegenseitig austauschen und auch in gewisser Weise stützen.

Als Arne wieder auf seinem Zimmer ist, überdenkt er diese Gespräche und stellt sich Fragen, die er sich ansonsten nicht unbedingt stellen würde: Bin ich ein Duckmäuser, Mitläufer, Narzisst, ein Machtmensch oder Ehrgeizling? Letztere beiden Optionen schließt er kategorisch aus. Er nimmt sich fest vor, sich um den Studienplatz zum Psychotherapeuten an der Universität Siegen zu bewerben.]

Feststellung:
Es kam, wie es kommen musste. Musste es wirklich so kommen? Arne hielt sechs Wochen seinen Sparkonsum in Sachen Cannabis durch und rauchte stets unbemerkt. Nur ein einziges Mal am Tag genoss er den beruhigenden Joint – meistens während der Mittagsruhe nach dem Essen. Doch dieses eine Mal kam ausgerechnet Schwester Ina während ihrer Mittagspause an der Waldsitzbank vorbei und stellte ihn zur Rede.

*

Arne:
Ich sah sie um die Waldecke biegen, aber das war keine große Entfernung, vielleicht nur hundert Schritte. So schnell konnte ich den Joint nicht vollends ausdrücken und verschwinden lassen, zumal sie mich augenscheinlich sah, mir freundlich zuwinkte und mich zugleich unerbittlich im Auge behielt.

„Na, Sie haben sich aber ein ruhiges, abgelegenes Plätzchen zur Mittagsruhe ausgesucht. Herrlich dieser Ausblick, nicht wahr?"

Ich nickte betroffen. Einen kurzen Moment zuvor hatte ich den Joint auf den Boden sausen lassen, ihn ausgetreten, mich gebückt, um ihn aufzuheben und hatte ihn schnell in den Papierkorb geworfen, damit sie das Teil nicht sehen konnte.

„Es riecht so schön süßlich, ob das von der Wiese kommt?" Sie schaute mit scheinbar forschendem Kennerblick die Wiese vor uns an, um dann ihren Überraschungsangriff zu starten: „Oder aber kommt der Geruch aus dem Papierkorb?" Sie ging einen Schritt auf den Blechbehälter zu und zog den noch ahnungslos vor sich hin qualmenden Restjoint hervor.

Schwester Ina war von der harten Sorte Mensch, die immer ihrer Pflicht Genüge tut, egal, wie weh es andere oder gar sie selbst treffen mag.

„Machen wir es kurz und bringen es hinter uns“, sagte sie. „Lassen Sie uns bei Dr. Freund vorsprechen und bitten wir ihn um Rat.“

Das war's, dachte ich.

Er sah mich vorwurfsvoll an und fragte, ob das alles wirklich wahr wäre.

Ich gestand. So musste keine Laborprobe in Auftrag gegeben werden.

„Noch einmal darf das nicht vorkommen, sonst müssen wir Sie vorzeitig entlassen.“ Dr. Freund sah mich erstmals scharf an, dann drückte er mir fest die Hand und dankte noch Schwester Ina, die mich ungerührt anblickte und zum Abschied sagte: „Herr Lohra, und übrigens: Sie sollten in Ihrem Zimmer mehr auf Ordnung und Sauberkeit achten. Sie wollen doch nicht, dass zukünftig ausgerechnet *ich* aufräume, oder? Denken Sie daran, was als Hauslosung über unserem Eingangsportal steht: Achtsamkeit sich selbst und anderen gegenüber!“

Arschgeige, dachte ich. *Wie kann man bloß so hinterfotzig sein …*

*

Am Nachmittag setze ich mich im Wohlfühlraum zu Wolfgang Richard David Precht. Er begrüßt mich mit einem der vielen Sprüche aus seiner philosophischen Zitatensammlung: „Das Glück deines Lebens hängt von der Beschaffenheit deiner Gedanken ab."

„Warum? Sieht man mir mein Unglück heute an?"

„Nein, was war denn los?"

Ich erzähle ihm alles, was mein Newsroom zu bieten hat. Auch, wie ernst mich Dr. Freund angeschaut und ermahnt hat.

„Du kannst den Wind nicht ändern, aber du kannst die Segel richtig setzen", antwortet Wolfgang Richard Precht.

„Wer behauptet überhaupt, dass das Glück unseres Lebens von der Beschaffenheit unserer Gedanken abhängt?"

„Marc Aurel."

„Gibt's den noch?"

„Rund 2000 Jahre tot."

„War der wichtig?"

„Römischer Kaiser und Philosoph."

Wenn Wolfgang keine Lust hat, über die Kompetenzen und persönlichen Angelegenheiten seiner zitierten Kollegen zu sprechen, kann er plötzlich ganz wortkarg sein.

„Also, er ist tot. Halten wir das mal fest", sage ich.

„Aber seine Gedanken leuchten noch. Und der Spruch hat was, finde ich."

Bei einem Stück Käsekuchen und einem Kaffee diskutieren wir, woher unsere Gedanken kommen, ob sie von uns nach außen in die Welt gehen, oder ob sie von außen in unseren Kopf gelangen und dann erst wieder über unseren Mund für die Außenwelt geformt werden. Eventuell auch neu geformt werden. Oder überarbeitet werden. Oder völlig verzerrt und verfremdet werden. Egal.

Bezüglich Marc Aurels frühem Tod mit 59 Jahren macht Wolfgang Richard David Precht eine Diskussion über den Tod auf, was wohl vom Tod zu halten sei, und ob es jemals eine richtige Zeit für irgendetwas geben könne.

„Manchmal denke ich, der Tod sei eine Erlösung“, sage ich betont belanglos. Noch will ich nicht, dass jemand bemerkt, wie oft ich neuerdings ans Ende denke. Aber Wolfgang springt sofort auf den Zug auf.

„Suizid ist keine Option. Glaub mir, du findest dich wieder! Dich und deinen richtigen Weg.“

„Ich hab‘ das Gefühl, ich finde immer nur die falschen Abzweige vom normalen Weg“, sage ich mit einer Mischung aus amüsiertem und verzweifeltem Blick. Ohne zu fragen, schenkt mir Wolfgang Kaffee nach. Ein Schuss Baileys darin wäre nicht schlecht, denke ich und grinse. Doch dann erlischt mein Grinsen glanzlos, denn mein Klinikphilosoph schaut mich an, wie mich vor Kurzem erst Dr. Freund angeschaut hat. Voller Ernst, mit akademisch aufgesetzter Miene.

„Fragst du dich das auch?“, fragt er mich.

„Frag‘ ich mich was?“

„Nach dem *Warum*.“

Ich schaue mich heimlich um. Jeder hier in dem ganzen verschissenen Laden fragt sich: *Warum?* Aber keiner weiß wirklich eine Antwort darauf, weil … ja, weil man sonst nicht hier wäre.

Was mich betrifft, so will ich selbst vielleicht gar nicht so genau fragen, weil mir die Antwort nur zu verständlich scheinen könnte. Wahrscheinlich will ich überhaupt nicht in der Lage sein, irgendetwas nachvollziehen zu können. Vielleicht will ich einfach mein ADHS-Handikap nicht wahrnehmen und nur normal ticken: pünktlich sein; keinen inneren Stress empfinden, wo es keinen Grund gibt; aufräumen und nicht vergesslich sein können. Und hauptsächlich keine Angst vor allem und nichts haben müssen.

Vielleicht will ich mal ganz normal trauern und ganz normal alten Geschichten nachhängen, vergangenen Liebschaften zum Beispiel. Und ganz normal verkraften, dass mich damals meine Mutter verlassen hat.

Na ja, sie hat die ganze Familie verlassen. Aber gut, die beiden Alten haben sich nicht mehr verstanden, da musste einer gehen, schon klar. Wenn ich all diese Dinge ganz normal hinbekäme und dazu ein wenig glücklich wäre, das wäre mein Lottogewinn … wenn auch nur für einen einzigen Tag. Aber nichts davon mag mir gelingen.

„Nein,“, antworte ich meinem Tischphilosophen, „nein, ich stelle keine Warum-Frage mehr, sonst werde ich so verrückt wie die anderen hier.“ Ich weiß in diesem Moment, dass ich mich selbst und Richard David Precht belüge, denn mein ganzer langer, langweiliger Alltag steht ganz und gar unter der Frage nach dem *Warum*.

Ich zweifele an mir und spüre in mir die Hektik und das vorüberfliegende Zischen eines Auto-Rennens in meinem Oberstübchen, mir wird heiß und der Angstschweiß kündigt sich an. Ich verabschiede mich schnell von Wolfgang und gehe auf mein Zimmer.

Ich schaffe keinen Gang mehr nach draußen an die andere Ecke des Waldes, wo ich sicher sein kann, dass mich keine Schwester Ina entdeckt, denn mein neues Refugium ist im Dickicht hinter dem Spazierweg. Ich muss jetzt rauchen. Ich drehe mir hastig den Joint, zünde ihn an, öffne das Fenster und puste den Marihuana-Duft hinaus in die weite freie Welt. Bevor ich die letzten beiden beruhigenden Züge genießen kann, klopft es vehement an der Tür.

*

Feststellung:
Es kam, wie es kommen musste, und der Rauswurf eine Woche vor dem Behandlungs-Ende war unabwendbar. Schwester Ina hatte im Vorübergehen den unverkennbaren Geruch wahrgenommen und war nach oben zu Arne gespurtet. Es folgte die unweigerliche Standpauke, dann die Beweissicherung, dann das Geständnis, dann die Vorsprache bei Dr. Freund, dann der Rauswurf am nächsten Tag nach dem Frühstück, sodass Arne noch genügend Zeit hatte, seinen Rauswurf dem »TV-Team Miosga-Lanz-Precht« mitzuteilen. Schließlich erleichtert solch eine Schilderung den Abschied. Und nebenbei ist es – ohne dass es dem Delinquent bewusst wird – stets im Sinne der Klinikleitung, wenn unbot-

mäßiges Verhalten geahndet und als warnendes Beispiel in die Erzählgeschichten aller nachfolgenden Klinikbesucher eingeht.

[Da Arne entgegen aller Warnhinweise nicht auf Cannabis verzichten kann und heimlich Joints raucht, gerät er in eine Situation, in der ihn Schwester Ina entdeckt und ihn bei seinem behandelnden Arzt vorsprechen lässt. Dr. Freund verwarnt ihn ernsthaft und droht beim nächsten Mal mit Klinikverweis.

Arne gibt sich vordergründig einsichtig, aber im Stillen bleibt er uneinsichtig. Beim nachmittäglichen Kaffeeplausch hört er sich die Ansichten des philosophisch angehauchten Mitpatienten Wolfgang an.

Dann streift Arne das Thema »Suizid«, und es bricht aus ihm heraus: „Manchmal denke ich, der Tod sei eine Erlösung." Noch will er nicht, dass jemand bemerkt, wie oft er neuerdings ans Ende denke. Aber sein Mitpatient erkennt das Gefahrenpotential und gibt ihm zu bedenken: „Suizid ist keine Option. Glaub mir, du findest dich wieder! Dich und deinen richtigen Weg."

„Ich hab' das Gefühl, ich finde immer nur die falschen Abzweige vom normalen Weg", antwortet Arne. Anschließend gerät er in eine psychisch äußerst angespannte Situation und hat es eilig, auf sein Zimmer zu kommen, um einen beruhigenden Joint zu rauchen. Er schafft im Angesicht der drohenden Panikattacke nicht den Gang zu seiner abgelegenen Waldbank, sondern raucht auf seinem Zimmer, sodass er von Schwester Ina erneut entdeckt wird und das Unweigerliche eintritt: der Klinikverweis.]

Vier Jahre später

Das vermaledeite Psychologiestudium in Siegen

Arne schrieb sich zum Oktober 2020 in Siegen ein und erhielt ein Zimmer in einem Studentenwohnheim. Bafög wurde ihm bewilligt. Das erste Semester war und blieb das einzige, das er real erlebte. An der Prüfung zur Erlangung der nötigen Creditpoints nahm er nicht teil – die Prüfungsangst machte ihm einen Strich durch die Rechnung. Er ließ sich krankschreiben und ließ auch die Nachholtermine verstreichen.

Vom zweiten Semester an ließ er sich die folgenden Jahre bis zum siebten Semester aus Krankheitsgründen beurlauben. Mit anderen Worten: Arne hat vom Psychologiestudium bislang nichts mitbekommen. In den Corona-Jahren atmete er auf, weil *alle* Studierenden den realen Studienalltag nicht erleben konnten. Er war nun endlich kein Einzelfall mehr.

Auch gesellschaftspolitisch war er nun kein Einzelfall mehr, denn ähnlich wie er dachte auch etwa ein Drittel der Bevölkerung über Corona und die Rolle, die der Staat in diesem Zusammenhang spielte. Impfen ließ er sich nicht. „Impfpflicht ist Faschismus, da spiel‘ ich nicht mit. Das hat mit Freiheit und Demokratie nichts mehr zu tun! Da widersetze ich mich auf alle Fälle. Zwangsmedizin! Das geht gar nicht!“, sagte er.

2024

Nach der Corona-Zeit lässt er sich weiter krankschreiben – und dann Anfang 2024 kommt aus seiner Sicht das ganz große Unglück: Er vergisst den Rückmeldetermin und wird exmatrikuliert. Es gibt keine Chance mehr, das Versäumnis wieder gutzumachen, nachdem er sich erst vier Monate nach dem Fristversäumnis beim zuständigen Studienberater meldet: „Hätten sie sich in den unmittelbar folgenden Tagen oder Wochen noch mit einem Attest beurlauben lassen, hätten wir ein Auge zudrücken können, das geht nun aber wirklich nicht mehr“, sagt der Sachbearbeiter.

Die Sache wird zu Arnes neuem Trauma. Wenn er bei seinen Eltern oder Brüdern zu Besuch ist, oder auch bei seinen Kumpels, spricht er jedes Mal über dieses schreckliche Versäumnis. Er gibt seinen Eltern die Hauptschuld an diesem Versäumnis, da sie doch wissen, dass er unter Konzentrationsmangel und Vergesslichkeit leidet. Sie hätten ihn doch erinnern können!

„Wenn du dich nicht selbständig in diesem für dich wichtigen Punkt organisieren kannst, ist es fraglich, ob du studieren kannst“, sagt seine Mutter. Dann wird er wütend und beschimpft sie.

„Ich kann nicht dein Leben leben“, sagt sein Vater. Und Arne wird wütend und schimpft auf den »alten dementen Mann«.

„Mein Leben hat eh keinen Sinn mehr, jetzt, wo mir das Studium flöten gegangen ist. Ich kann mich nur noch umbringen."

So geht es tage-, ja wochenlang weiter, mal wütend, mal jammernd, mal erbärmlich, mal drohend, mal weinend, morgens, mittags, abends: „Papa, ich kann nicht mehr! Besorg mir eine Pistole." Er schluchzt dabei verzweifelt. Einmal weicht die Verzweiflung schlagartig, als ihm etwas einfällt: „Vorher muss ich noch den Fliegenpilz-Tee ausprobieren. Die heilende Wirkung wurde in TikTok nachgewiesen!"

An diesem Herbsttag geht er nachmittags in den Wald und kommt einige Stunden später mit zwei stattlichen Fliegenpilzen zurück. Seinem Vater erklärt er, wie man den Fliegenpilz als Tee zubereitet. Der rät ihm von solchen Experimenten ab.

Ungeachtet des Ratschlags bereitet Arne den Fliegenpilz-Tee zu. Er trinkt ihn schluckweise, wartet ab, trinkt weiter Schluck für Schluck. Es tut sich nichts. Nach einer halben Stunde ist die große Tasse Tee geleert. Eine weitere Stunde später wird ihm übel und er muss sich übergeben. Das war's. Mehr nicht, aber auch nicht weniger. Experiment gescheitert?

Nicht für einen ADHSler! Die ewige Neugier nach rettenden Stimulanzien klopft unbeirrt an die Tür. Er wird es ein paar Tage später noch einmal versuchen. Mit gleichem Ergebnis. Daraufhin friert er den zweiten Fliegenpilz ein – vielleicht für die Zeit danach. Nach was? Wer weiß!

Arne:
Ich habe neuerdings echte Schlafprobleme. Dauernd geistert mir durch den Sinn, wie toll jetzt Siegen wäre. Ein Studium, das mich fasziniert, Studenten, Wohngemeinschaften, interessante Leute, Siegen – eine Stadt nicht allzu weit von meinen Eltern entfernt. Haben meine Alten verkackt. Die wussten doch, dass ich vergesslich bin. Und jetzt habe ich Rückenschmerzen von dieser Scheißtreppe, die ich vom dritten Stock runtergehen muss, um mir etwas aus dem Keller zu holen. Den müsste ich dringend aufräumen, aber mit diesen Rückenschmerzen geht das nicht. Immer diese Linksdrehung beim Runtergehen; das muss ja zu Rückenbeschwerden führen.

Mein Alter meint, das könne nicht sein, ich sei athletisch und sportlich und er verstehe das nicht – genauso sind sie: Sie haben keine Ahnung davon, wie es ist, wenn man jeden Tag drei Stockwerke immer in diesen sich wiederholenden Windungen laufen muss, furchtbar, einfach furchtbar. Mit Rückenschmerzen kann man natürlich auch nicht ordentlich durchschlafen, insbesondere, wenn die Umgebung so laut ist. Aber auch da sagt mein Alter, es sei nicht laut. Welch eine schräge Wahrnehmung! Es ist jeden Morgen laut!

Heute zum Beispiel. Mein Herz rast vor Aufregung. Und ich hatte solch ein Glück, dass ich um 6:00 Uhr wieder einschlafen konnte, nachdem mich die Müllabfuhr mit ihrem unerhörten Lärm eine halbe Stunde zuvor geweckt hatte. Ich habe noch zwei oder drei Mal irgendwelche Deppen mit ihren Karren die Kopfsteinpflaster entlangrasen hören, aber dann fiel ich wieder in einen Schlaf, der zwar nicht erholsam, aber einfach noch nötig war. Aber wenn ich das dann Gerd erzähle, zuckt er mit den Schultern und tut es ab. Ein Ignorant.

Ich hasse meine Eltern für ihre Ignoranz. Wie blöd und abgestumpft muss man sein, um das alles nicht wahrzunehmen!

*

Gerd:

Arne jammert permanent über seine Rückenschmerzen. Ich habe ihm schon zigmal empfohlen einen Orthopäden aufzusuchen und es abklären zu lassen. Mein ältester Sohn meint zwar, das sei eine Nebenerscheinung von Cannabis oder anderen Drogen, doch ich finde, dass Arne es dann von einem Orthopäden erfahren sollte, wenn tatsächlich keine physiologischen Probleme erkennbar wären.

Seit 2020 geht Arne regelmäßig ins Fitnessstudio zum Kraft- und Ausdauertraining. Er hat die Massageliege, das Solarium und die Sauna dazu gebucht – und ist mit 45 Euro im Monat dabei. Es ist das, was ihn noch am Intensivsten mit der »Außenwelt« verbindet. Nun hat er neulich mit einer Frau vom Service über sein abgebrochenes Studium gesprochen, und sie hat gesagt: „Wie konntest du nur ein solch wertvolles Studium verlieren. Das ist ja eine Katastrophe!"

Seitdem spricht er von dieser schrecklich »vertanen Chance«, von »dieser Katastrophe« – und wie viel Geld er damit verloren habe, wenn man alles zusammenrechnet: Vom Studienplatz bis zum späteren Einkommen als Psychotherapeut. Und dann sind plötzlich wieder die Rückenschmerzen da.

Wenn ich mit Arne einen Waldspaziergang mache, stelle ich jedenfalls fest, dass es mit seinen Rückenschmerzen nicht so schlimm sein kann, wie er sie beschreibt. Wir kommen an Holzstapel vorüber und er lässt keinen Stapel aus, wo er nicht hoch- und von Stamm zu Stamm springt.

Er hüpft durch die Landschaft wie ein Känguru, läuft rückwärts, macht Zwischenspurts, tritt kampfsportmäßig gegen Bäume, hängt sich an Äste und all solche Scherze. Da höre ich kein Wort in Sachen Rückenschmerz. Erst wenn er wieder zu Hause ist, beginnt das Jammern über seine beengende Wohnung und der dadurch eingeschränkte Bewegungsablauf, der naturbedingt zu Rückenproblemen führe.

Er würde gerne in der Wohnung Trampolin springen, doch das geht nicht, weil das in einem Holzständerhaus auf die anderen Geschosse übertragen wird. Er sagte neulich: „Papa, spürst du nicht, wenn die Leute unter mir durch ihr Zimmer laufen?“

Ich lausche und weder spüre noch höre ich etwas. Ich kann nicht nachvollziehen, was Arne hört, spürt oder wahrnimmt – so sehr ich versuche, mich in seine Lage zu versetzen: Es gelingt mir nicht. Sein Gehirn hat offensichtlich andere Schaltungen, und das kann ich beim besten Willen nicht entwirren – das können, wenn überhaupt, nur Neurologen. Ich fühle mich absolut hilflos.

[Im Jahr 2020 schreibt sich Arne an der Universität Siegen mit dem Studienfach Psychotherapie ein; allerdings ohne den Anfangserfordernissen des Studiums tatsächlich gewachsen zu sein. Die beginnende Corona-Periode lässt ihm auch keine Chance, sich in einen normalen Studienalltag einzuleben und vielleicht eine Nachholprüfung zu absolvieren und zu bestehen – das Studium wird im Prinzip zum Fernstudium, und das Heimstudium führt in der unweigerlichen Vereinsamung zu depressiven Verstimmungen und einer Mutlosigkeit, weil er mit den Studien- und Prüfungsanforderungen nicht zurechtkommt.

Er lässt sich von Semester zu Semester vom Studium beurlauben – nur damit ihm der Studienplatz für irgendwann einmal erhalten bleibt. Als er aufgrund eines Versäumnisses den Studienplatz durch Exmatrikulation verliert, wird dies zu einem neuen Trauma, dass er durch erhöhten Drogenkonsum zu verdrängen versucht. Bemerkenswert ist die Schuldzuweisung in Bezug auf die Exmatrikulation, denn Arne macht dafür seine Eltern, insbesondere den Vater verantwortlich, weil man versäumt hat Arne an die Beurlaubung zu erinnern. Denn sie, die Eltern, wüssten ja um seinen ADHS-Zustand, um seine Vergesslichkeit und kalendarische Unzuverlässigkeit.

Er denkt ab jetzt vermehrt an Suizid und klagt über Schlafprobleme und Rückenschmerzen – Phänomene, die in der Medizin auch in Zusammenhang mit Drogenkonsum und Depressionen gebracht werden. Arnes Vater erscheint hilf- und ratlos im Wirrwarr der Gefühle seines Sohnes, aber er erkennt, dass es sich um Begleiterscheinungen von Arnes Gesamterkrankung handeln muss.]

Der Kampf am Morgen. Spät steht Arne auf. Er war schon immer ein »*Nachtmensch*«. Nun ja, was heißt »schon immer«? Natürlich nicht in den Kindergarten- und Schuljahren zwischen seinem dritten und dreizehnten Lebensjahr. Aber schon mit Vierzehn hatte man Mühe, ihn zu rechtzeitigem Schlafengehen zu bewegen. Schleichend war seit dem dreizehnten Lebensjahr aus 20:00 Uhr, erst 20:30, dann 21:00 und schließlich 22:30 Uhr geworden. Mit 17 Jahren ging Arne regelmäßig weit nach Mitternacht, meist erst gegen 1:30 Uhr, zu Bett. Jetzt, im Jahr 2024, wird es auch mal 4:00 Uhr.

Arne wacht auf.
Morgens bin ich immer traurig, sobald ich aufwache. Ich brauche nicht auf die Uhr schauen, um zu wissen, dass es jetzt 11:00 Uhr oder 12:00 Uhr sein wird. Ich muss als erstes daran denken, was man mir im Leben alles kaputt gemacht hat, und dann bin ich schon an diesem frühen Morgen erschöpft und leer, als hätte mein Kopf die ganze Nacht über einen Marathon hingelegt.

Wenn mir nicht jemand kurz nach meinem Zubettgehen um 3:00 Uhr oder 4:00 Uhr einen Klingelstreich gespielt hätte, wäre ich jetzt ausgeschlafen und frisch. Mein Vater meint, ich würde vom Klingelstreich vielleicht nur träumen. Weil es schon so oft vorkam, sei dies ein untrügliches Zeichen, dass es nicht in der Realität, sondern nur in meinem Traum geschehe. Denn welcher Mensch gehe schon regelmäßig mitten in der Nacht an die Haustür, um mir einen Klingelstreich zu spielen.

Aber ich kann doch Traum und Tatsache unterscheiden. Und Tatsache ist, dass da jemand geklingelt hat und so fühle ich mich gerädert und liege im Bett, als bestünde mein Körper aus Blei. Ich habe schon mehrere Male nachts die Türklingel gehört. Ich kann mir vorstellen, dass das Leute sind, die mir schaden wollen. Kein Wunder, ich habe ja nur Bekannte, die verrückt und drogenabhängig sind. Ich komme doch gar nicht mehr in normale Kreise rein.

Ich fühle mich morgens wie ein Klumpen Schwermetall. Und der Haufen Wäsche neben meinem Bett, der seit Tagen nach der Waschmaschine ruft, besteht gleichfalls aus Eisen, Kupfer, Blei und so 'nem Zeug. Der bewegt sich von allein nicht weg. Der liegt reglos da und glotzt mich an und sagt: „Steig einfach über mich hinweg."

„Gute Idee", antworte ich.

„Aber du könntest mich auch einfach wegräumen, zumindest in den Wäschekorb. Das sagen immer deine Mutter und dein Vater, wenn sie hier reinkommen", murrt der Kleiderhaufen.

„Die sagen viel, wenn der Tag lang ist. Und im Ernst: Du bestehst im Grunde aus zwei Haufen. Ein Teil ist schmutzig und der andere Haufenteil ist schon gewaschen und sauber."

„Dann räume wenigstens mich in den Schrank, das ist eine Kleinigkeit", ruft der saubere Haufen empört.

„Beruhige dich", antworte ich ihm mit einem Seufzer. „Sicher, ich *könnte* dich in den Schrank einsortieren, aber ich nehm' dich ja sowieso Stück für

Stück wieder raus. Ist es da nicht sinnvoller, dich gleich liegen zu lassen?“

„Aber wenn du mich einräumst, stolperst du weder mit deinem Blick noch mit deinen Füßen über mich; und alles ist irgendwie viel übersichtlicher.“

„Eben noch hast du gemeint, ich solle einfach über dich hinweg steigen. Was nun, also?“

„Dann steig halt über mich weg. In unser Schlafzimmer hat seit mehreren Monaten sowieso kein Mensch mehr geschaut. Und wenn, dann war der Besuch stoned oder besoffen.“

Fiktive Gespräche mit Unterhosen, T-Shirts, einer Unmenge Strümpfen und seit Wochen herumliegenden Jeans. Ich bin diese Gespräche leid, aber zugleich kann ich ihnen seit Jahren nicht ausweichen. Sie finden statt, immer mal wieder, immer morgens, als wolle der Kleiderhaufen meinen Kreislauf in Schwung bringen. Aber das tut er nicht. Ich klebe fest in meinem Bett.

Die Zeit im Bett verschafft mir Gelegenheit, über mein verkorkstes Leben nachzudenken und – wenn schon nicht den Kleiderhaufen – so doch wenigstens die Schuld an meinem Zustand weg zu sortieren.

Aber es gibt einen Trost, ganz egal, wer an meinem Zustand die Schuld trägt: Bald knallt es eh in Europa entweder durch Krieg oder Künstliche Intelligenz. Dann ist das Leben mit all meinen Problemen, Enttäuschungen und dem ganzen Unverständnis eh rum. Und meine Brüder, diese Spinner, die vom Ponyhof und der Demokratie noch träumen, wissen dann vielleicht, dass ich etwas Richtiges gesagt habe.

Okay, das ist jetzt eine Retourkutsche, denn sie werfen mir vor, alles, was ich sage, sei Wahnsinn und Spinnerei. Aber behaupten das nicht alle, die uninformiert sind und nicht glauben wollen und nicht sehen wollen, was tatsächlich vor sich geht? Sehr traurig und erschreckend, wo sie eigentlich genug Verstand haben, um den Wahnsinn draußen zu erkennen. Nennt man das nicht kognitive Dissonanz? Ach, das wirft man ja mir vor – hab' ich völlig vergessen ...

Damals, als alles mit dem Fußballunglück und meinen jahrelangen Fußschmerzen begann, haben sie schon gedacht, ein schmerzlindernder Joint würde mich umbringen, und haben mir Angst eingejagt. Das ist jetzt fünfzehn Jahre her. Wie viele Schmerztherapien habe ich nach 2009 durchlaufen – sechs Jahre hat es gedauert, bis der Fuß schmerzfrei war. Kann das jemand nachvollziehen? Natürlich hab ich da geraucht. Was blieb mir anderes übrig? Ibuprofen hat doch nix bewirkt.

Aber auf meine Mutter konnte und kann ich zählen, auch wenn sie manchmal wie ein übernervöses Huhn herumgackert. Ich kenne sie ja und kann sie so nehmen wie sie ist. Sie toleriert mich. Ich toleriere sie. Sie hat mir immer geholfen, dennoch entwickelt sich in mir manchmal ungewollt ein regelrechter Hass gegen sie.

Meine frühere Psychologin, Frau Düsheim, meinte einmal, dies habe seine Ursache in einer Art Verlassenheitstrauma, weil meine Mutter damals von uns fortging. Alles eine große Scheiße. Da nutzt es nicht zu wissen, dass Millionen andere Kinder unter dem gleichen Trauma leiden – wie mein Vater mal gesagt hat.

Alles egal, heute fahre ich zu Mama und gehe mit unserem Hund Gassi; danach Mittagessen und dann vielleicht zum Fitnesscenter. Aber mir geht es jetzt gar nicht gut, mir ist hundeübel. Ich muss erst etwas frühstücken. Hab ich was im Kühlschrank? Nur das Zeug von der Tafel! Das bringt mich um. Ekelhaft. Kein gesundes Essen. Dabei ist gesundes Essen so wichtig. Alles ist so sinnlos. Keine Perspektive. Ich will mich nur noch umbringen. Aber wie?

*

Wie sehen es Arnes ältere Brüder?
Jan/Max:
Wir sind der Meinung, dass Arne sich durch den Drogenmissbrauch abgeschossen hat. Er muss sich völlig von den Drogen lösen, denn Marihuana ist kein Allheilmittel, wie er es gerne darstellt. Das ist typisch für einen Süchtigen, es ist einfach Gift, das ihm Depressionen beschert und einen normalen Alltag mit geregelten Abläufen verhindert. Weshalb kommt er morgens nicht aus dem Bett? Weil er spät abends seinen dritten Joint geraucht hat und er am Morgen aus dem Delirium erwacht und nichts mit sich anzufangen weiß.

Natürlich hat man dann keine Perspektive und hängt nur ab und kann sich zu nichts aufraffen. Und er verliert immer mehr sein Selbstvertrauen und seine Fähigkeit zu einer konstruktiven Lebensführung und Arbeit. Seine Leistungsfähigkeit nimmt mit der Zeit ab. Natürlich lässt ihn das verzweifeln, das sehen wir. Aber er kommt da nur raus, wenn er sich als ersten Schritt von den Drogen frei macht.

Arne ist der irrigen Auffassung, dass ihn das Marihuana beruhige und sein ADHS erträglich mache. Insoweit sei es ein Medikament.

Jan: „Ich bin Chefarzt der Radiologie und bin der Auffassung, dass er sich nicht selbst therapieren kann und endlich in eine dauerhafte Behandlung einwilligen soll. Aber mein jüngster Bruder verweigert sich dieser Erkenntnis, er glaubt, er kenne sich besser aus und die Schulmedizin sei »längst überholt« und nicht auf dem Stand der wissenschaftlichen Erkenntnis.

Arne ist nicht dumm, aber er hat aufgrund seiner Sucht auch nicht den nötigen Durchblick, um das Ausmaß seiner Krankheit zu erkennen. Ich bin für eine vollständige Entgiftung und einen Neustart. Es ist jetzt, nach drei Klinikaufenthalten in den letzten acht Jahren, höchste Zeit. Ich sehe keine andere Chance. Ich frage mich schon lange, ob die vorgebrachte ADHS-Erkrankung nicht etwas Vorgeschobenes ist, vielleicht völlig aus dem Unterbewusstsein heraus."

Max: „Ich bin als Architekt tätig und habe immer ein bodenständiges Verhältnis zur Realität gehabt. Und ein inniges Verhältnis zu meinem neun Jahre jüngeren Bruder. Aber ich finde, er verliert sich zu sehr in irgendwelchen verqueren Weltsichten, und das nur, um seine Sucht zu rechtfertigen.

Wie Jan bin ich der Meinung, dass Arnes ADHS nicht den Ausschlag gab und gibt. Klingt alles nach aufgesetzter Rechtfertigung. Wenn ich ihn um Mithilfe hier in meinem Haus und auf dem Grundstück bitte, dann kommt er als erstes und fragt nach Essen, dann sitzt er stundenlang auf'm Klo, und wenn er dann endlich anfängt, mir beim Aufbau eines Gartenschuppens oder beim Rasenmähen zu helfen, ist bereits die Hälfte des Arbeitstages verflossen. Und man muss ihm hinterherarbeiten, weil er nichts zu Ende bringt und nichts wie abgesprochen macht.

Im Grunde hat man mehr Arbeit als Hilfe mit ihm. Das ist echt frustrierend, denn ich sehe, dass es seinem Kiffen geschuldet ist. Die Diskussion mit ihm ist nicht nur sehr nervend, sondern auch immer unfruchtbar. Wie lange geht das denn jetzt schon? Wenn die Eltern 50 Jahre ihres Lebens zubuchen können, um Arnes Leben zu managen, dann ist das ihre Sache, aber ich kann das auf Dauer nicht leisten."

Was denkt Arne über seine Brüder?

Sie können einfach nicht glauben, was ich mit Hilfe der KI recherchiert habe und dass mir die Wissenschaft klar recht gibt: Viele Nebenwirkungen der klassischen Medikamente aus der Schulmedizin, die gegen Depressionen und ADHS helfen sollen, sind noch völlig unbekannt. Man muss den Menschen die Freiheit geben, selbst Wirkung und Nebenwirkung zu beurteilen und über den eigenen Körper zu bestimmen.

Ich habe ihnen in der WhatsApp-Familiengruppe angeboten, dass ich ihnen gerne Hinweise zu einzelnen Medikamenten geben kann. Mir hilft da tatsächlich die KI, aber die beiden reagieren mit keinerlei Verständnis und können die Logik meiner Argumentation nicht nachvollziehen. Stattdessen erklären sie mich für wahnsinnig. Sehr traurig.

Dabei ist es schwachsinnig, jede Alternative Theorie und die Naturmedizin rundum abzulehnen. Ich bin mir bewusst, dass meine Brüder nicht alles wissen können, ihr Arbeitsalltag lässt so viel Recherche nicht zu. Bei mir bewirkt so viel Ignoranz und die daraus resultierende Enttäuschung einen höheren Bedarf an Medikamenten wegen dem Stress, den sie mit ihrem mangelnden Verständnis erzeugen.

Aber ich habe sie trotzdem lieb … auch wenn ich von ihrer Haltung und ihrem Politikverständnis – wie es sich in der Coronazeit äußerte – leider schon lange etwas enttäuscht bin. Der Schmerz der Enttäuschung und der dadurch entstehende seelische Stress machen alles nur noch schlimmer.

In der Frage des Nutzens von Cannabis hat mir die KI recht gegeben, hat es leicht erklärt und trotzdem gibt es unnötige Diskussionen und irrsinnige Vorwürfe – was ja auch okay ist, da man auch der KI nicht alles glauben darf, aber bei solchen Themen hat die KI mittlerweile kein Problem mehr, die Wahrheit preiszugeben.

Ich habe ihnen in der Familiengruppe geschrieben: „Was denkt ihr, wie viel Stress und Schädigung mir an Körper und Geist erspart worden wären, wenn man mir schon vor zehn Jahren einfach direkt Cannabis-Öl mit dem richtigen Verhältnis von CBD und THC gegeben hätte, wenn man ungesunde Verhaltensweisen verhindert und unnötige Medikamententests und Entzüge an mir unterlassen hätte. Jetzt muss ich ständig mit der Angst leben, eh schon Lungenkrebs oder andere Sachen in dieser Richtung zu haben.

Habt ihr eigentlich was von der Corona-Aufarbeitung und den RKI-Files mitbekommen? Ging auch unter, weil das nicht in den Medien kommt, oder? War alles auch kein Wahnsinn, was die Querdenker und Aluhüte so gesagt haben. Vieles ist genauso eingetreten und trotzdem wollte man alle am besten direkt zwangsimpfen. Und die nächsten Viren und Katastrophen sind doch schon im Anmarsch … alles so, wie der Great Reset es vorsieht. Bald kommt die digitale ID und die NWO mit KI mit ihrer kreativen Zerstörung. So nannte es Klaus Schwab selbst: *Kreative Zerstörung*. Das findet gerade statt, wohin immer man schaut. Überall Krieg, Terror, Leid, Hunger, Teuerung, Angst und Schrecken."

[Arne beschreibt seine morgendlichen depressiven Zustände und rotierenden Gedanken, die wieder einmal in »suizidaler Sehnsucht« und Weltuntergangshoffnung enden. Im Zwiegespräch mit dem schmutzigen Kleiderhaufen neben seinem Bett wird beispielhaft deutlich, mit welchen minimalen, aber nicht ungewöhnlichen, Alltagsproblemen ADHSler zu kämpfen

haben. Ihr mangelnder Elan/ ihre mangelnde Motivation zur Beseitigung der scheinbaren Kleinigkeit liegt in der typischen Unfähigkeit, einen Ordnungssinn zu entwickeln. Dies wird oft mit mangelhafter Erziehung, mit sogenannter Faulheit/ Drückebergerei oder »anerzogener Hilflosigkeit« gleichgesetzt – ein fataler Vorwurf, insbesondere wenn er gegenüber der erkrankten Person erhoben wird.

Noch einmal kratzt Arne tief in der Wunde seiner früheren Fußverletzung und dem jahrelang empfundenen Schmerz, dem ihm damals seine Brüder, Eltern und der Orthopäde als »Phantomschmerz« und Erinnerung seines Schmerzgedächtnisses zu erklären versuchten.

Arne reflektiert sein Verhältnis zur Mutter und stellt fest, dass er sie manchmal hasst. Er erinnert sich an die Aussage seiner früheren Psychologin, die ihm erklärt hatte, dies habe seine Ursache sehr wahrscheinlich in einer Art Verlassenheitstrauma, weil ihn seine Mutter damals – aus seiner Kindheitsperspektive –hatte hängen lassen.

Wie sehen es Arnes ältere Brüder?

Sie sehen Arnes Dilemma allein im Drogenmissbrauch und fordern von ihm die vollständige Lösung von allen Drogen. Im Gegensatz zu ihrem jüngeren Bruder sehen sie im Marihuana kein Allheilmittel. Sie machen Cannabis für seine unerträglichen Depressionen verantwortlich und dafür, dass er keinem geregelten Alltag nachkommen kann.

Auch gerade deshalb erkennen sie darin die Ursache für Arnes Perspektivlosigkeit und einen Kreislauf, der die Depression und Arnes Minderwertigkeitsgefühl immer wieder aufs Neue befeuert. Da Arnes Leistungsfähigkeit durch diesen Kreislauf immer mehr beeinträchtigt wird, vermindert es auch seine generelle Leistungsfähigkeit, und sie sagen: „Natürlich lässt ihn das verzweifeln, das sehen wir. Aber er kommt da nur raus, wenn er sich als ersten Schritt von den Drogen frei macht. Arne ist der irrigen Auffassung, dass ihn das Marihuana beruhige und sein ADHS erträglich mache. Insoweit sei es ein Medikament.“ Aber aus ihrer Sicht ist es ein Irrweg.

Was denkt Arne über seine Brüder?

Er sinniert darüber, weshalb seine Brüder die Zusammenhänge zwischen ADHS und einer beruhigenden Cannabis-Medikamentation nicht erken-nen können und führt es auf ihre mangelnde zeit zurück, da sie beide in hochaufreibenden Berufen tätig sind.

Die meisten Nebenwirkungen der klassischen Medikamente aus der Schulmedizin, die gegen Depressionen und ADHS helfen sollen, seien völlig unbekannt, schreibt er ihnen – worin sich seine Angst gegen pharmazeutische Produkte ausdrückt. Er fügt ein ethisches Problem hinzu: „Man muss den Menschen die Freiheit geben, selbst Wirkung und Nebenwirkung zu beurteilen und über den eigenen Körper zu bestimmen.“

Arne bedauert, dass seine Brüder, die er liebt, die Logik seiner Argumentation nicht nachvollziehen können und ihn stattdessen für wahnsinnig erklären.

Diese Haltung wiederum findet offensichtlich ihre Begründung in Arnes gelegentlichen psychotischen Ausreißern, die einem gemischten Drogenkonsum geschuldet sind.

Arne ist von der Haltung seiner Brüder, die er als Ignoranz bezeichnet, grundsätzlich enttäuscht, und er macht ihnen direkt den Vorwurf (Schuldzuweisung), dass der von ihnen ausgelöste Schmerz der Enttäuschung ihm seelischen Stress verursachen und somit seinen Zustand verschlimmern.

Er hat ihnen in der Familiengruppe geschrieben: „Was denkt ihr, wie viel Stress und Schädigung mir an Körper und

Geist erspart worden wären, wenn man mir schon vor zehn Jahren einfach direkt Cannabis-Öl mit dem richtigen Verhältnis von CBD und THC gegeben hätte, wenn man ungesunde Verhaltensweisen verhindert und unnötige Medikamententests und Entzüge an mir unterlassen hätte. Jetzt muss ich ständig mit der Angst leben, eh schon Lungenkrebs oder andere Sachen in dieser Richtung zu haben.“

Insoweit erkennt man, wie die unterschiedlichen Standpunkte in völlig divergierenden Ursache-Wirkungszusammenhängen resultieren.]

Arnes aktueller Zustand aus Sicht des Vaters:

Arne ist verzweifelt und dies seit dem zweiten Quartal des Jahres 2024, als er den Verlust seines Studienplatzes in Siegen realisierte. Er denkt mehrmals am Tag an Suizid, aber er will in keine Notfallsprechstunde. Er glaubt, wenn wir ihm als Eltern und Brüder die Notambulanz vorschlagen, dass wir keine Ahnung vom Gesundheitssystem haben.

„Papa, was denkst du, was die da mit mir machen?“

„Medikamente, damit du den Entzug gut überstehst?“

„Zugegeben, der Entzug ist nicht toll, aber nicht das wirkliche Problem!“

„Sondern?“

„Die stopfen mich mit Gift voll. Das sind Amphetamine, die wirken bei mir wie Gift – all die Nebenwirkungen, da wäre es sinnvoller, mir medizinisches Cannabis zu verschreiben, damit ich mein ADHS in den Griff kriege. In meinen Augen ist die herkömmliche Medizin völlig ungeeignet, um gegen meine Depression anzugehen. Die verstärkt nur den Niedergang.“

„Du hast gar kein Vertrauen in irgendeine Klinik oder in Ärzte?“

„Nicht in Ärzte in diesen Kliniken, aus denen die Patienten kränker herauskommen als sie hineingehen.“ Er schüttelt heftig den Kopf und sagt dauernd „Nein, nein, nein, es ist unglaublich.“

Dann schlägt seine Stimmung sehr schnell um und er schimpft auf die Familie: „Ihr habt euch in meiner Jugend nur gestritten und nicht um mich gekümmert. Und jetzt kriegen meine Brüder dauernd eure Unterstützung wegen der Enkelkinder. Die sind ja süß, aber um mich kümmert ihr euch nicht, *ich* werde total vernachlässigt. Ich bin doch voll benachteiligt, wenn ich mal Kinder habe, seid ihr nicht mehr am Leben, ihr seid halt alte Rentner."

Dann wirft er sich zu Boden, kauert sich wie ein kleines Kind in die Ecke und wimmert und weint und schluchzt, bis es sich umkehrt und zu einem Wutausbruch führt und er brüllt, dass wir Eltern von nichts, von *rein gar nichts*, eine Ahnung haben und wir uns nicht um seine Gesundheit, um gesundes Essen und um sein ADHS gekümmert haben.

„Ich hasse euch dafür", schreit er aus seiner Ecke und steht wütend auf. Es fühlt sich jetzt bedrohlich an, wie er einen anstiert. Meistens kriegt er die Kurve und sein Blick wird normaler und er sagt mit abnehmender Lautstärke: „Das musst du doch wissen: Man muss zum Beispiel beim Essen auf das richtige Säure-Basen-Verhältnis achten. Und du hättest mich an meine Rückmeldung für mein Psychologiestudium erinnern müssen, Papa!"

Wieder kauert er sich zusammen und sagt unter Tränen: „Mensch Papa, warum hast du nicht an die Immatrikulationsfrist gedacht, du weißt doch, dass ich mein Leben nicht geregelt kriege. Jetzt stehe ich völlig ohne Perspektive da. Ich hätte es so leicht gehabt: Nach fünf Jahren hätte ich meinen Master gehabt und dann braucht man nur dasitzen und die Patienten beraten.

Mensch, ich habe doch alles, was die Leute bedrückt, schon selber durchgemacht. Ich hätte ihnen doch absolut helfen, mitten aus der eigenen Erfahrung berichten können. Und ich hätte ihnen aus ihrer Depression raushelfen können. Da hätte ich im Monat 5000 Euro verdient und hätte ein normales Leben führen können. Jetzt bin ich ein Hartzer und dazu verdonnert, mein Lebtag lang ein Hartzer zu bleiben. Am besten, ich bring mich um."

Dieses Jammern und plötzliche Herausschreien seiner Wut und diese suizidalen Gedanken stehen aus meiner Vatersicht irgendwie auch im Zusammenhang mit Ferdi. Immer wenn er abends zu Arne zu Besuch kommt und erst am nächsten Morgen verschwindet, geschehen zeitversetzt bei Arne diese psychotischen Anfälle. Ich beschließe, meinen Sohn darauf anzusprechen.

Er hat mich gestern gebeten, ihm heute beim Aufräumen seiner Wohnung behilflich zu sein. „Papa, ich schaffe das nicht mehr alleine. Es sieht ganz schlimm aus. Kannst du zu mir hochkommen? Ich bin so fertig. Ferdi und ich haben vorletzte Nacht durchgemacht."

Ich habe zugesagt und mache erst die Küche sauber, die sich wahrhaftig in einem elenden Zustand befindet. Arne saugt inzwischen die Zimmer und räumt seine aufgetürmten, seit Wochen frisch gewaschenen Sachen endlich dorthin, wo sie hingehören: in den Kleiderschrank und die beiden Kommoden.

Nach der Küche nehme ich mir das Wohnzimmer vor; hier, wo bis vor kurzem Ferdi geschlafen hat, sieht es wüst aus. Zwischen all den Aschenbechern, halbierten Pillen, schmuddeligen Gläsern, Joint-Resten, Bier- und Weinflaschen sehe ich die Reste einer weißen Linie auf dem Tisch. Sofort muss ich an Kokain denken.

Ich unterbreche Arne und sage: „Ihr habt ja gekokst! Und dazu Alkohol getrunken und Marihuana geraucht. Das führt zu Chaos im Kopf. Das endet in einem psychotischen Hin- und Hergerissen-Sein – das eine putscht auf, wird durch Alkohol obendrein zum Drehen gebracht und im nächsten Moment wirkt das Cannabis dagegen. Chaos hoch zehn, sag ich nur!"

Arne wirkt bedröppelt. Er ist echt fertig, übernächtigt, ausgelaugt, unkonzentriert, erschöpft. „Ich wollte es halt einmal probieren", entschuldigt er sich.

„Wäre es nicht sinnvoll, dass du wieder zur Gesprächstherapie zu Frau Düsheim gehst? Vielleicht kommst du bei ihr los von dieser unproduktiven Experimentiererei, die dich in psychotische Abgründe stürzen kann. Vielleicht kommst du dann auch von diesen schrecklichen Suizid-Gedanken los. Und von diesem fiktiven Studienplatz. Es dreht sich ja nur noch im Kreis!"

„Alles wäre gut, wenn du mich an den Rückmeldetermin erinnert hättest!"

„Immer wieder das Karussell-Denken: Deinen bislang nicht genutzten Studienplatz in Siegen gibt es nicht mehr. Man hat dich exmatrikuliert, wegen Terminversäumnis. Du machst mir zu Unrecht Vorwürfe, weil ich an deinen Termin hätte denken sollen.

Du suchst jetzt keine Alternative, sondern trauerst seit nunmehr drei Monaten ununterbrochen, mehrfach am Tag, dem Siegener Studienplatz nach. Wobei du damals, zwischen 2019 und 2020 in deinem ersten Semester, weder Siegen noch die Uni oder die Studierenden-WG gut fandest. Irgendwie warst du dort doch auch nicht zufrieden."

„Bist du ein Depp! Verstehst du nicht, dass ich einen Studienplatz verloren habe, auf den ich mein ganzes Leben lang gewartet habe und der Gold wert ist? Und nur, weil niemand von euch mich an die Einschreibefrist erinnert hat!", poltert Arne laut los – trotz seines elenden Zustands. Der Koks-Alkohol-Cannabis-Mix macht sich noch Tage später bemerkbar.

[Wie sieht der Vater seinen erkrankten Sohn? Der Vater stellt Arne im Grunde die Kernfrage, ob er grundsätzlich der Schulmedizin misstraut und jeglichen ärztlichen Rat von vornherein ablehnt.

Sein Sohn antwortet mit dem Vorwurf, dass seine Familie keine Ahnung davon hat, wie es in der Psychiatrie und den entsprechenden Kliniken zugeht. Zudem wiederholt er gegenüber seinem Vater die bekannten Vorwürfe: keine Ahnung von gesundem Essen und in früheren Zeiten keine Kenntnis vom ADHS erlangt zu haben, um ihm rechtzeitig aus der ADHS-Situation helfen zu können.

Der Vater erkennt die dramatische Situation nach einem erneuten psychotischen Anfall, als er Arne auf den Besuch eines Bekannten anspricht. Dieser Bekannte hatte Arne

Kokain präsentiert, sie haben dazu Alkohol getrunken und sich anschließend Joints »gegönnt« – eine fatale Mixtur, wie der Vater seinem Sohn erklärt.

Arne wehrt ab, indem er auf die angebliche Versäumnis seines Vaters rekurriert, denn schließlich habe der Vater versäumt, ihn an die Rückmeldefrist an der Uni zu erinnern.

Der Vater beklagt das ständige Karussell-Denken.]

Arne, die Angst und der Sommer 2024

Ja, manchmal brülle ich meinen Vater an, einfach so, weil ich meine Wut loswerden muss. Ich hab' ja sonst niemanden. Die Einsamkeit halte ich nicht aus. Aber meinen Vater auf Dauer auch nicht. Es macht mich aggressiv, von ihm abhängig zu sein. Doch ohne ihn geht's irgendwie auch nicht. Bin ja froh, dass er eine Etage unter mir mit seiner Partnerin wohnt.

Abends kann ich niemals bei den beiden sein, dann bin ich immer schon rechtzeitig am Nachmittag oben in meiner kleinen Wohnung. TV und Computer sind nicht so mein Ding, vielmehr gucke ich gerne aufs Handy oder auf mein Tablet, wo ich mir etwas vorlesen lasse oder mir einfach YouTube-Videos und TikTok-Reels reinziehe. Ich weiß, dass das alles viel zu viel ist, aber was soll ich sonst aus lauter Langeweile tun?

Wenn mir hier schließlich die Friedhofsruhe und Einsamkeit wieder bewusst wird, rauche ich einen Joint und relaxe, und wenn dann irgendwann die Entspannung verfliegt, trinke ich ein oder zwei Bier, vielleicht noch einen kleinen Schluck Brandy, lege mich ins Bett und schluchze vor Angst, denn die kommt unangekündigt angeflogen. Ich fange an zu zittern, denn die Angst macht mir furchtbare Angst. Sie erinnert mich an all die schlimmen Zeiten, als erst meine Mutter, dann meine erste Freundin und dann meine zweite Freundin mich verlassen haben.

Im Bett spüre ich, dass nichts bei mir in Ordnung ist und dass ich eine Macke habe. Ich kann nicht alleine sein, so funktioniert Arne nicht!

Und morgen will ich das erste Mal seit vier Jahren alleine einen Urlaubstrip machen. Nach Freiburg. Unter diesen Umständen geht das doch gar nicht. Oder vielleicht doch? Ich weiß es nicht. Ich bin ganz unsicher. Ich habe das Deutschlandticket und kann mit der Bahn fahren, da kennt mich ja keiner, und auch in Freiburg hab‘ ich nicht das Problem wie in meiner Heimatstadt, wo ich am liebsten nur abends vor die Tür gehe und bei Lidl auf den allerletzten Drücker einkaufe. Wer weiß, wem ich tagsüber alles begegne – und wer mich dann mit blöden Fragen überschüttet: Wie geht es dir? Was machst du so? Arbeitest du oder studierst du noch?

Furchtbar, diese Fragerei. Ich versuche, ihr aus dem Weg zu gehen.

Aber was, wenn ich einen Angstanfall in der Bahn bekomme? Was, wenn ich irgendwie in Freiburg durchdrehe und Dad kann mich nicht von meinem schlechten Trip runterbringen? Mit Trip meine ich nicht irgendwelche Sachen mit Drogen, kein LSD oder so, sondern nur den Angstzustand, denn der kommt manchmal überraschend. Doch irgendwie ist das auch eine Art Herausforderung, und als ADHS-Mensch müsste ich die Angst als Player sehen, gegen den ich spielen muss. Aber die Angst hat mich schon zu oft besiegt.

Wenn ich, wie jetzt, im Bett liege und darüber nachdenke, schläft die Angst allmählich ein und dafür wacht die Traurigkeit auf und wabert durch meinen müden Kopf. Sie legt sich wie eine schwere Decke über mich und begräbt mich unter sich, ohne dass ich mich wehren kann, bis ich einschlafe.

Ich wache wieder einmal viel zu spät auf und blinzele in die Sommermorgensonne, die trotz Fenster-Verdunkelung einen Spalt gefunden hat, um mich wachzukriegen. Von Helligkeit werde ich wach und ärgere mich darüber immer; doch jetzt kommt sie mir gelegen, denn ich habe mich entschlossen, heute zu packen und zu fahren. Ich habe ab jetzt genau vier Stunden Zeit, der kleine Liezheimer Bahnhof ist in zehn Minuten zu Fuß zu erreichen.

Ich muss jetzt als erstes meine Verfassung beobachten, denn sie entscheidet letztendlich darüber, ob meine Erst-Entscheidung Bestand hat. Also beobachte ich mein Innerstes sehr genau, obwohl ich spüre, dass es mir heute früh etwas besser geht als am Abend.

Aber der Schrecken sitzt sehr tief und ich weiß, dass die Angst jederzeit wieder an meine Tür im Kopf klopfen kann. Ich denke, dass ich vom Haschrauchen Lungenkrebs habe, natürlich wegen dem Tabak. Nikotin macht Lungenkrebs und ich rauche seit 14 Jahren. Auch wenn es nur kleine Tabakportionen sind, aber »steter Tropfen höhlt die Lunge«, hat mal ein Freund auf einer Party gesagt.

Seit Corona muss ich dauernd an Embolien denken, obwohl ich mich nicht habe impfen lassen, aber wer weiß, man kann auch so an Embolien sterben, und mein Vater hat ja auch schon einen Herzinfarkt gehabt, das ist ja eine Embolie, glaube ich.

Ich weiß nicht, weshalb genau diese beiden Krankheiten mir solche Furcht einjagen, bis die schlaue Tini von nebenan, die auch von Ängsten geplagt ist, meinte, dass die beiden Krankheiten halt schleichend kommen – „Und sie können dich töten."

„Aids könnte mich doch auch töten und dennoch habe ich keine Angst vor Aids", habe ich geantwortet.

„Das kommt daher, weil du dich gegen Aids aktiv schützen kannst. Aber du kannst nicht alle paar Wochen deinen gesamten Körper per MRT von deinem Bruder Jan scannen lassen, um eine mögliche Krebs-Entwicklung frühzeitig zu erkennen."

„Das heißt, dass Krebs erst festgestellt wird, wenn es vielleicht zu spät ist", habe ich geantwortet, und Tini hat es mir bestätigt. Oft spüre ich morgens ein Stechen in der linken Brusthälfte. Entweder ist es das Herz oder die Lunge. Wenn ich ungewohnte Schmerzen spüre, die ich nicht einordnen kann, dann fürchte ich plötzlich, ich könnte sterben, bevor man mir helfen kann.

Neulich habe ich das meinem Vater erzählt und er meinte, das sei ganz typisch für Menschen, die einen Kontrollverlust nicht ertragen. Weil man ja einer unheilbaren Krankheit ohnmächtig ausgeliefert sei. Das sei eine ähnliche Furcht wie vor dem Verlassenwerden: Man sei in den entscheidenden Momenten allein. Und ich kann mir vorstellen, dass mein Vater damit richtig liegt, denn so war es ja sehr oft in meinem Leben.

Jedenfalls habe ich mein Urlaubsprojekt mit Freiburg wahr gemacht, wenn auch erst drei Tage später, weil ich den Absprung einfach nicht geschafft habe. Es war ganz schön und ich habe mich in einem Youth-Hostel einquartiert, einige nette Leute kennen gelernt und bin viel gewandert – oft alleine, aber auch mal mit Lila, einer 28-jährigen Schwedin, mit der ich mich gut verstand, weil sie eine ähnliche Macke hat wie ich.

Aber ich glaube, ich bin ihr allmählich auf den Senkel gegangen. Jedenfalls wurde aus dem geplanten einwöchigen Urlaub ein Drei-Wochen-Wanderunternehmen und ich kam hoffnungsfroh zurück nach Liezheim. Aber leider hat sich Lila nur selten noch auf ein Telefonat mit mir eingelassen. Sie wohnt in Malmö und muss sich gerade mit einem neuen Job anfreunden, na ja, da gehe ich ihr wahrscheinlich echt auf die Nerven mit meinen Problemen. Bin also wieder mal verlassen worden, wenn man so will …

Auch der letzte Eklat mit meiner Mutter beruht auf diesem Verlassenheitstrauma. Sie war zu mir und meinem Vater gekommen, weil wir drei uns Gedanken zum Umbau meiner Küche machen und auch etwas Handfestes schaffen wollten: nämlich das Aussortieren jener Unmengen von Kleidungsstücken, die ich in den letzten beiden Jahren angesammelt habe.

Immer wieder habe ich beim DRK für ein oder zwei Euro gute Klamotten gekauft. Jetzt quellen der Kleiderschrank und die Regale davon über – rund 40 T-Shirts, Unmengen kurze und lange Hosen und

Pullover sind wirklich zu viel, aber ich alleine kann mich davon ohne Hilfe meiner Eltern nicht trennen.

Deshalb war Mama gekommen, und dann haben wir über alles Mögliche im Vorfeld debattiert und uns wieder mal gestritten, bis sie so erschöpft war, dass sie gehen wollte. Gerd hatte sich in seiner Vaterrolle zurückhaltend geäußert und versucht den Streit zu mildern. Das macht er immer so. Hat aber diesmal nichts geholfen. Es eskalierte.

Sie hat mich gefragt, ob sie nicht ein andermal wiederkommen könne, sie sei jetzt so fix und fertig, dass sie es nicht mehr aushalte, alle Kraft sei aus ihr gewichen. „Dann hau doch ab“, habe ich gesagt und sie ist tatsächlich gegangen.

Da bin ich hinter ihr her.

Ich war voller Wut und habe sie im Treppenhaus an der Schulter erwischt und sie zurückgerissen, und sie ist auf die Steintreppe gestürzt und hat vor Schmerz aufgeschrien; ich habe sie zurück in die Wohnung gezerrt und dann in meiner Wut mit dem großen Küchenmesser rumgefuchtelt und gesagt, dass ich jetzt Schluss mache, und meine Eltern haben beide ganz ängstlich geguckt und aufgeschrien.

Ich hab‘ das Messer wieder weggesteckt. Dann hat sich alles beruhigt, aber meine Mutter war nun verletzt und die Kleidung zerrissen und sie war wirklich total am Ende, und dann habe ich sie gehen lassen. Aber als sie dann wieder auf der Treppe war, kam es wieder über mich und ich wollte hinter ihr her, doch mein Vater hat laut geschrien und sie hat sich trotz ihrer Verletzung wohl sehr beeilt, vom zweiten Stock weit hinunter zu kommen, und da war es mir zu peinlich, weil da unten die Zahnarztpraxis ist und man den Zoff hätte entdecken und die Polizei hätte rufen können.

Später hat meine Mutter das Foto von den blauen Flecken und der zerrissenen Kleidung in die WhatsApp-Familiengruppe gestellt, damit meine Brüder es erfahren, mit den Worten: „Damit ihr wisst, wie es Arne geht ...“

Alles völlig unnötig. Ich wollte einfach nur, dass sie mich nicht verlässt und mir hilft.

Fünf Stunden später ging es mir besser und mein Vater und ich waren gerade bei der Klamotten-Aussortierarbeit, als die Polizei vor der Tür stand. Einer meiner Brüder hat sie informiert mit den Worten, ich sei Suizidgefährdet und Fremdgefährdung sei nicht ausgeschlossen. Sie wollten mich in die Klapse verfrachten und ich habe sie lange davon überzeugen wollen, dass das nicht nötig ist und hatte auch ein gutes Argument mit der neuen Weltordnung und der Weltbevölkerungs-Reduzierungsidee der Eliten. Denn wenn die Welt sowieso ins Chaos stürzt und es zum Armageddon kommt, dann fällt es mir leichter Abschied zu nehmen von diesem verkorksten Dasein – und das würde ich halt gerne miterleben.

Ich bin dann am darauffolgenden Freitag freiwillig mit den Bullen in die lokale Vitos-Klinik gegangen, wo ich nach einem Zehnminutengespräch mit dem Wochenend-Arzt wieder nach Hause geschickt wurde, weil er keine Suizidgefahr und keine Fremdgefährdung erkannte. Der ganze Aufriss war wieder mal völlig unnötig.

Wenn ich jetzt abends im Bett liege und darüber nachdenke, muss ich mich über meine Brüder aufregen, weil die mir mit der Polizei gekommen sind. Ich atme tief ein und trotzdem kommt das Angstmonster näher, weil es meine lächerlichen Waffen kennt. Ich muss daran denken, dass mir mein Vater gegen solche Anfälle die Antidepressiva-Pille empfohlen hat.

Die müsste ich natürlich auf Dauer regelmäßig nehmen. Das aber ist mir zu riskant. Ich habe Angst, dass mich diese Chemiepille noch kirrer macht. Und so rolle ich mich jetzt im Bett ganz klein, rolle mich so winzig zusammen, dass ich bei DHL als preiswertes Päckchen durchgehen würde. Und dann denke ich daran, dass alles so einfach gewesen wäre, wenn ich nur den Studienplatz in Siegen behalten hätte – auch wenn ich vielleicht die nächsten Jahre nicht hätte studieren können.

Manchmal wünsche ich mir, ich wäre dümmer, wäre weniger in der Lage, die Situation zu analysieren. Ich bin ein schlechter Mime, ein schlechter Lügner und ein Wahrheitsfanatiker, was mir in meiner Situation überhaupt nicht hilft. Es ist zum Verzweifeln.

Und dann immer die aufdringlichen Fragen meiner Familie: Was willst du eigentlich?

Ich will wieder ganz sein, wieder richtig ganz sein, bitte!

Und ich will eine Frau an meiner Seite, Lila! Ich bin verliebt in sie. Ich rufe sie gleich mal an. Hoffentlich kann ich sie in Malmö besuchen, wenn ich mich wieder besser fühle. In meinem derzeitigen

Zustand ist es unmöglich. Vielleicht aber kommt sie sogar hierher, mich besuchen. Ich muss geduldig sein, sagt mein Vater. Der hat gut reden. Wie soll man mit all der Einsamkeit „gut“ zurechtkommen? Ich halte es nicht mehr aus.

Gestern war ein schlimmer Tag. Ich war von den Amphetaminen so aufgedreht, dass ich ein tiefgefrorenes Brötchen in die linke Hand nahm und mit dem großen scharfen Brotmesser freihändig in der Mitte durchschneiden wollte. Ich bin ausgerutscht und habe mir fast die beiden Fingerkuppen des linken Ring- und des Mittelfingers abgesäbelt. Das hat vielleicht geblutet! Mein Alter war komplett geflasht und hilflos. Ich musste ihm sagen, was zu tun ist.

Dann hat er mich ins Krankenhaus gefahren und die Scheiße wurde genäht. Jetzt muss das in Ruhe heilen und ich darf die nächsten zwei Wochen die linke Hand nicht großartig belasten, toll!

Und genau am Unglücksabend ruft mich Lila an und fragt, ob sie mich spontan in Deutschland besuchen kann. Ich musste ihr mein Pech schildern und absagen, sodass ich wieder mal doof dastand.

Jetzt sind zwei Wochen vergangen und ich habe in den vergangenen Tagen mehrfach versucht, Lila zu erreichen, aber sie ist nicht rangegangen. Heute rief sie endlich an, doch der Anlass hat mich total niedergemacht: Sie hat einen Typen kennen gelernt und will erst mal in Malmö bleiben. Ich soll nicht enttäuscht sein. Super, so eine gequirlte Scheiße!

Ich habe Marietta angerufen und gefragt, was sie davon hält. Sie meint, ich solle mir den Song

»Depression« von *Zate* reinziehen. Marietta hat ja manchmal ziemlich komische Ideen, als sei mir gerade jetzt nach irgendwelchen verrückten Songs zumute.

Später am Abend kam sie, um bei mir Stoff abzuholen, wir zogen gemeinsam einen Joint durch und hörten dabei den Song:

Und so wie feiner Sand
verläuft sich meine ganze Welt
Ich steh im Ring und kann nur warten,
bis das Handtuch fällt
Ich wär so gern ein Held,
doch Taten prägen Menschen nicht
Es ist vergebens, wenn ein Mensch
in all der Masse spricht

Es klingt lächerlich zu suchen, was man nie besaß
Aber Menschen wollen‘s doch immer so
wie‘s damals war
Und jetzt steh ich da,
war viel zu feige dich zu lieben
Glück allein hilft niemals raus, bei all den Krisen

Und damit machte ich Depression zum Lebensstil
Hab gesagt du bist mein Leben, bis mein Leben fiel
Was für ein schönes Spiel, es war so einfallsreich
Mit den Masken, die wir trugen,
fiel das Lügen leicht

Wir waren so endlos gleich, weil ich dir gehör
Vielleicht ein Fehler,

weil du wusstest wie man mich zerstört
Trotzdem: Sorry, wie es gelaufen ist
Hoffe nur, dass du da draußen bist

Es tut mir leid wie es gelaufen ist
Ich schreib das Lied in Tränen,
ich weiß du glaubst mir nicht
Trotzdem danke für die Einsamkeit
Du bist der Grund,
wieso ich wieder mal an Liedern schreib

Und so wie feiner Sand
versteh ich dieses Leben nicht
Sag, wenn du weg bist und mich hasst,
wieso seh‘ ich dich?
Sag, warum sollten wir reden?
Guck, du redest nicht

Und wenn du anders bist,
sag, warum versteh ich dich?
Und wenn das Leben mich kaputt macht,
wieso lebe ich?
Du warst die Welt, in der ich lebte,
wieso gehe ich nicht?
Und wenn ich könnte, würde ich hassen,
wieso geht das nicht?
Was hast du bloß gemacht? Versteh ich nicht

Du sagst, jeder Mensch hat Fehler,
die er niemandem zeigt
Ich hab gesagt, kommst du zu mir,
lass ich dich nie allein

Ich hab gesagt,
dass ich dich liebe wird mein Lebensziel
Ich hab's doch gut gemacht, sag, warum reden sie?

Und dass die Wolken Tränen weinen,
hab ich nie gewollt
Ich hab ein Herz aus Eis und kein Herz aus Gold
Trotzdem Sorry wie's gelaufen ist
Hoffe nur, dass du da draußen bist

Es tut mir leid wie es gelaufen ist
Ich schreib das Lied in Tränen,
ich weiß du glaubst mir nicht
Trotzdem danke für die Einsamkeit
Du bist der Grund,
wieso ich wieder mal an Liedern schreib

[Arne reflektiert seine aktuellen wie vergangenen Situationen; er denkt nach über seine Ängste, über seine Verlassenheitsgefühle von früher und heute, und er stellt fest, dass er weder ein TV- noch ein Computer-Konsument ist. Er bevorzugt TikTok und YouTube-Videos, denn dort ist er offensichtlich Gleichgesinnten näher.

Er kann nicht alleine sein und geht dennoch Begegnungen mit anderen Menschen bewusst aus dem Weg, weil diese seine Situation durch „Fragerei" erkennen könnten.

Er plant eine Reise nach Freiburg, hat jedoch Angst vor möglichen Panikanfällen, die ihn in der Bahn oder in der fremden Stadt überfallen könnten. Ihn befällt in diesen Momenten der Nachdenklichkeit eine große Traurigkeit, die seine

Hilf- und Hoffnungslosigkeit widerspiegelt. Dann stellen sich wieder seine Ängste ein: vor Lungenkrebs wegen seines Nikotingenusses im Zusammenhang mit Cannabis; wegen Embolien, von denen er seit der Corona-Jahre so viel gehört hat.

Schließlich schafft er es nach Tagen der Verzögerung und Unentschlossenheit doch, seine Reise nach Freiburg anzutreten, und er berichtet freudig von diesem neuen Erlebnis, denn er hat sich dort in Lila, eine 28-jährige Schwedin, verliebt. Sie hat eine ähnliche »Macke« wie er. Deshalb verstehen sie sich und gehen gemeinsam stundenlang im Schwarzwald wandern. Doch nach der Reise hält der Kontakt nicht lange und Arne stellt enttäuscht fest: „Bin also wieder mal verlassen worden, wenn man so will …"

Zu Hause sieht er die Notwendigkeit, endlich seine Kleidersammel-Leidenschaft durch Aussortieren zu begrenzen. Er erkennt seine Unfähigkeit, sich von alten Kleidern zu trennen, obwohl er ständig neuen Kleidernachschub für wenig Geld aus der DRK-Kleiderkammer besorgt. Da er selbst das Aussortieren nicht bewerkstelligen kann, bittet er seine Eltern um Hilfe.

Dabei kommt es zu einem verhängnisvollen Eklat mit seiner Mutter, denn sie ist nach endlosen Diskussionen – lange bevor sie überhaupt auch nur ein einziges Kleiderstück in die Hände genommen haben – so erschöpft, dass sie wieder nach Hause gehen möchte. Sie ist mit ihren Nerven am Ende, aber Arne erkennt dies offensichtlich nicht und will sie nicht gehen lassen. Als sie dennoch aufbricht, kommt es im Treppenhaus des Mehrparteienhauses zu einem gewalttätigen Übergriff des Sohnes gegen seine Mutter. Er reißt an ihrer Schulter, zerreißt dabei ihren Pullover, sodass die Mutter auf die harte Steintreppe stürzt und sich schwere Prellungen zuzieht, die später zu Hämatomen führen.

Sie informiert Arnes Brüder per Bildmaterial über ihren Zustand, wählt jedoch bedachtsam die Worte: „Damit ihr seht, wie es eurem Bruder geht!"

Sie ist, wie der Vater, der Meinung, dass die Brüder wissen müssen, dass ein solcher psychotischer Anfall sowie Suiziddrohungen geschehen sind. Einer der Brüder informiert die Polizei, die später bei Arne vorstellig wird und ihn auffordert, mit ihnen in die lokale Vitos-Klinik zu kommen. Arne geht freiwillig mit, wird jedoch nach einem Zehnminutengespräch mit dem Wochenend-Arzt wieder nach Hause geschickt, weil der diensthabende Arzt keine Suizidgefahr und keine Fremdgefährdung erkennen kann. Arne sagt: „Der ganze Aufriss war wieder mal völlig unnötig. Wenn ich jetzt abends im Bett liege und darüber nachdenke, muss ich mich über meine Brüder aufregen, weil die mir mit der Polizei gekommen sind." Er denkt nicht über seinen Ausraster nach, sondern schiebt die Schuld auf diejenigen, die ihn dazu bringen wollen, sich in Behandlung zu begeben.

Die Empfehlung des Vaters, sich auf Antidepressiva-Pillen einzulassen, schlägt Arne in den Wind. Arnes Reaktion: „Die müsste ich natürlich auf Dauer regelmäßig nehmen. Das aber ist mir zu riskant. Ich habe Angst, dass mich diese Chemiepille noch kirrer macht." Arne schildert noch eine ziemlich unbedachtsame Reaktion in einem Zustand, wo ihn die aufdrehenden Amphetamine noch im Griff hatten: Er verletzt sich beim freihändigen Aufschneiden eines tiefgefrorenen Brötchens arg an seinen Fingern, weshalb der unglückliche Umstand eintritt, dass sich zwar unerwartet und spontan Lila aus Malmö bei ihm meldet und ihn gerne besuchen möchte – aber er muss aufgrund der relativ schweren Handverletzung absagen.]

Gerd:

Es muss für Arne die Hölle sein, denke ich. Seit Monaten geht es nun in einer Tour um Selbstmord. Immer wieder: „Papa, ich will nicht mehr!“

Mein Sohn kommt um die Mittagszeit – für ihn ist es morgens – in meine Wohnung, völlig niedergeschlagen, nur auf den Boden schauend, jämmerlich steht er vor mir und seine ersten Sätze tönen wieder einmal niederschmetternd durch den stillen Raum: „Papa, ich kann nicht mehr. Ich will endlich Schluss machen. Das Leben ist nur noch eine einzige Qual! Mein Studienplatz ist futsch. Ich krieg niemals einen Job, ich krieg niemals eine Frau, keine Kinder. Wenn ihr tot seid, hab‘ ich niemanden mehr. Wofür lebe ich noch? Es macht einfach keinen Sinn mehr. Besorg mir eine Pistole, bitte!“

Sein Zustand bedrückt nun seit längerem auch mich. Lange Zeit hindurch konnte ich seine Depressionen und Suizid-Gedanken verkraften, doch mit einem Mal ändert sich das. Ich schlafe nun nachts sehr unruhig und muss immer wieder an ihn denken. Gibt es irgendeine Lösung? Kann ich und soll ich mich bei dem Studienberater melden und versuchen, Arnes Exmatrikulation rückgängig zu machen?

Aber nein, das geht nicht. Arne und ich hatten es ja bereits versucht und man hatte uns klaren Wein eingeschenkt: Es ist aussichtslos. Dann geistert mir mitten in der Nacht albtraumhaft Arnes Zustand durch den Kopf und ich sehe ihn gemeinsam mit mir von einer Brücke springen. Schweißgebadet werde ich wach.

Ich knipse das Licht an. Seitdem ich diese unruhigen Nächte habe, schlafe ich nicht mehr im gemeinsamen Schlafzimmer, wo meine Partnerin eine ruhige Nacht verbringen muss, um am nächsten Tag fit zu sein für ihren nervenaufreibenden Job als Arzthelferin.

Ich versuche mich mit einem Buch von den albtraumhaften Schleifen in meinem Kopf abzulenken, aber es gelingt mir nicht. Ich muss in diesem Moment an eine Geschichte denken, die mich nachhaltig beeindruckt hatte. Es war für uns Fünfzehnjährige in der Realschule eine Aufgabe im Rahmen einer Deutscharbeit. Wir sollten die Geschichte als Erörterung bearbeiten:

Anfang des 19. Jahrhunderts. Ein Uhrmacher, Ende vierzig, Vater von fünf Kindern, hat vom Pastor den Auftrag erhalten, die defekte Kirchturmuhr zu reparieren, was nur von außen mittels zwei Steigleitern geschehen kann. Der Vater bittet Johann, seinen ältesten Sohn, mit ihm hinaufzusteigen, da er jemanden braucht, der ihm die Werkzeuge reicht. Der Sohn hat dies schon sehr oft gemacht; er ist wie sein Vater Uhrmacher, ist schwindelfrei und hat an verschiedenen Rathäusern und Kirchen bereits selbständig oder mit seinem Vater in schwindelerregenden Höhen gearbeitet.

Die Arbeit in luftiger Höhe ist für die Kleinstadt ein besonderes Ereignis und so haben sich viele Mitbürger, Kaufleute und Händler, die rund um den Marktplatz wohnen oder ihre Geschäfte betreiben, eingefunden, um das Geschehen zu verfolgen. Die Uhr ist in 40 Metern Höhe angebracht, und man muss mit zwei Leitern arbeiten, wobei die untere immer nach oben mitgezogen werden muss. Der erfahrene Uhrmacher steigt die erste Leiter hinauf. Als er am Ende der oberen Leiter angekommen ist, wartet er ab, bis sein Sohn auf der unteren Sprosse steht und die darunter hängende Leiter heraufzieht, um sie ihm hochzureichen. Er wiederum hängt die Leiter unter höchster Konzentration und Kraftanstrengung, aber mit Ruhe und Geschick, in die oben angebrachten Halterungen ein.

Beide haben jetzt zwei Drittel der Strecke geschafft und befinden sich auf circa 25 Höhenmetern. Plötzlich sehen die Zuschauer auf dem Marktplatz, wie der Jüngere auf der Leiter unterhalb des Älteren auszurutschen scheint. Ein Aufschrei geht durch die Menge. Aber der junge Mann fängt sich wieder, klammert sich jetzt aber mit einer Hand am Hosenbein des Vaters fest. Die Leute hier unten hören nicht, was der Vater den Sohn fragt.

„Was ist los mit dir?"

„Vater, ich kann nicht mehr. Mir ist schwindlig und ich habe das Gefühl, gleich abzustürzen."

Der Alte bleibt ruhig und sagt: „Schau nicht nach unten. Wir halten inne. Ruhe dich aus und atme tief ein und aus."

„Um mich herum dreht sich alles, Vater, ich kann hier nicht stehen bleiben. Ich rutsche gleich ab."

„Reiß dich zusammen und behalte einen klaren Kopf. Der Schwindel geht wieder vorbei." Er fühlt, wie sich sein Sohn an sein Bein klammert und spürt das schwere Gewicht seines 25-jährigen Sohnes.

„Du darfst dich nicht an mich klammern. Halte dich an der Leiter fest und schau nicht nach unten!“, sagt er jetzt mit lauter, fester, bestimmter Stimme.

„Wohin ich auch schaue, alles dreht sich um mich herum“, schreit der Sohn verzweifelt seinem Vater zu.

„Warte noch einen Moment und denke, dass sich nichts wirklich dreht. Es ist alles nur wie eine Illusion. Es geht vorüber.“

Unten verharren die Zuschauer in angsterfüllter Stille. Sie hören nur die fernen Stimmen, ohne sie zu verstehen. Sie sehen nur, dass es nicht weitergeht mit Vater und Sohn.

Der Sohn klammert sich weiter an das Bein des Vaters. Er ergreift jetzt auch das zweite Bein seines Vaters. Das Gewicht wird immer schwerer, das an dem alten Uhrmacher zerrt. Der Vater spürt, wie seine Kraft erschlafft.

„Du reißt mich in die Tiefe!“, ruft der Vater dem Sohn zu. „Halte dich ganz fest an der Leiter. Aber lass mich los. Wir müssen hier warten, bis es dir besser geht.“

Der Vater überdenkt die Situation blitzschnell. Er kann das Gewicht seines Sohnes nicht mehr länger halten. Der Schwindelanfall wird nicht in einigen Minuten vorüber sein. Schon einige Sekunden geraten jetzt zu einer gefühlten Ewigkeit. Er wird seinen Sohn höchstens noch eine halbe Minute an sich geklammert ertragen können. Dann wird seine Kraft erschöpft sein und sie werden beide abstürzen. Sein Sohn wird ihn mit in die Tiefe reißen. Er muss handeln.

Der Vater denkt an seine vier anderen Kinder, die beiden jüngsten sind acht und vierzehn Jahre alt, die beiden älteren, 20 und 22 Jahre; sie haben noch keine Arbeit und helfen im Haushalt mit. Der Uhrmacher denkt an seine alte, kranke Mutter und an seine Frau, die ohne ihn weder ihre Schwiegermutter noch die Kinder ernähren kann.

Wenn die Familie ihre beiden ältesten Männer verliert, ist es das größte Unglück überhaupt. Wenn nur einer von ihnen beiden hier oben überlebt, ist es sehr schlimm, aber der Überlebende kann zumindest noch für die Familie sorgen.

Was soll er tun? Der Sohn hat nun sein ganzes Gewicht an die Beine seines Vaters gehängt und sagt, dass sich immer noch alles um ihn dreht und er sich nicht halten kann. Der Vater entschließt sich zu einer übermenschlichen Entscheidung und schleudert mit einem Bein seinen Sohn von sich. Der Schrei des abstürzenden jungen Mannes wird übertönt vom vielstimmigen Aufschrei der untenstehenden Menge, die dem Geschehen ratlos zusieht.

Der Abgestürzte ist auf der Stelle tot und wird unter Wehklagen, aber auch mit Wutgeschrei geborgen. Die Menschen schauen nach oben und sehen, wie der alte Uhrmacher jetzt sehr langsam nach unten absteigt, wie er jeweils die Leitern bedachtsam mit nach unten nimmt. Als er unten ankommt, bricht er zusammen und ist nicht ansprechbar. Einige wollen ihn sofort lynchen, aber die Mehrheit schützt ihn und sagt, dass er einen fairen Prozess bekommen möge. Man wolle erst wissen, was sich da oben abgespielt habe.

Soweit also lautete der Text, den wir damals als Schüler erörtern und als „Richter" beurteilen sollten: *Wenn Sie als Richter über den alten Uhrmacher zu urteilen hätten, wie würde ihr Urteil ausfallen und wie würden Sie das Urteil begründen?*

Ich beschließe, das Gleichnis bei Gelegenheit Pit zu erzählen und ihn um Rat zu fragen: Wie ist es zu beurteilen, dass ich gerade jetzt an diese Geschichte vom Uhrmacher denken muss?

Pits Sohn Ansgar hat seit seiner Kindheit die gleichen Probleme wie Arne: ADHS, Borderline, Cannabis, Partys, Depressionen; auch er ist bis heute unfähig, einer geregelten Arbeit nachzugehen.

Als ich Pit das Gleichnis erzähle, sieht er mich mit großen Augen an. „Du empfiehlst, wir sollten unsere Söhne von uns abschütteln?"

„Ich frage dich, warum sich diese Geschichte in mein Bewusstsein gedrängt hat."

„Weil du es zugelassen hast."

„Ich habe darüber nicht bewusst nachgedacht und ich habe die Story nicht extra aus meiner alten Schulerinnerung herausgekramt. Es kam ganz von selbst."

„Dann kam es aus deinem Unterbewusstsein."

„Und das heißt?"

„Dass du an einem Punkt angekommen bist, wo tief in dir der Wunsch nach Abkopplung von Arnes Problemen besteht. Ein reiner Überlebensreflex."

„Meine beiden anderen Söhne sind ja der Auffassung, man müsse Arne fallen lassen. Er müsse nur tief genug fallen, um ganz von alleine zu einer klaren

Entscheidung zu kommen: Drogen bis zum bitteren Ende oder ein drogenfreies Leben."

„Und damit sind alle Probleme gelöst? ADHS, Borderline, Depressionen – alles verschwindet im Nirgendwo?"

„Ich weiß nicht, was ich davon halten soll. Mir ist dieser Vorschlag jedenfalls suspekt, verdammt suspekt!", sage ich ziemlich rigoros zu Pit.

„Hm, suspekt, nun, sag das nicht so absolut. Man kann auch daran denken, jemanden nur auf Zeit »abzuschütteln« – wenn man dieses unschöne Wort benutzen will. Ich stehe im Grunde ja vor dem gleichen Sachverhalt.

Die Frage ist, wie viel unsere Jungs in uns und an uns zerstören und ob sie uns tatsächlich in den Abgrund reißen. Vielleicht gibt es eine mildere Alternative, die es gestattet, dass wir erst einmal Abstand voneinander gewinnen. Ich zum Beispiel denke an eine therapeutische Wohngemeinschaft für Ansgar."

„Wenn sich dein Sohn darauf einlässt, wäre das super. Arne hat sich schon früh – und dann immer wieder – gegen einen Vorschlag für eine therapeutische WG gewehrt. Er sei doch nicht behindert und so weiter …"

„Unstreitig haben aber unsere Kids ein Handikap. Doch es ist typisch ADHS: Sie fühlen sich eher sehr befähigt – was ja auch stimmt, wenn man viele ADHS-Lebensläufe unter die Lupe nimmt: ADHS und Hochbegabung, aber auch ADHS und Autismus liegen oft dicht beieinander."

Pit und ich kommen zu keiner echten Lösung. Aber was ist schon eine „echte" Lösung? Ein Loslassen auf Zeit, vielleicht?

[Gerd, der Vater, berichtet über Arnes allmorgendlichen depressiven Zustand und dass dies allmählich selbst ihn, der dies bislang relativ gut verkraften konnte, in seiner Gefühlswelt beeinträchtigt. Insbesondere die Suizidgedanken seines Sohnes lassen Gerd nicht los, und er fragt sich, ob er und in welcher Weise er sich zumindest »im Innersten« von seinem Sohn trennen sollte.

In dieser Situation muss er an ein Gleichnis denken, dass ihm als junger Schüler in einer Klassenarbeit zur Beurteilung aufgegeben wurde und das ihn tief in seiner Seele berührt hatte. Es geht um einen Uhrmacher, der hoch auf dem Kirchturm vor die Entscheidung gestellt wird, ob er sich und seinen von einer unbarmherzigen Schwindelattacke ergriffenen Sohn, der sich an ihn klammert, in die Tiefe reißen lässt und seine Familie zwei Ernährer auf einen Schlag verliert. Oder ob er seinen Sohn von sich abstoßen und zumindest sich selbst als Haupternährer seiner Familie mit den vier übrigen Kindern am Leben erhalten kann. Eine zweifellos äußerst tragische Situation. Er stößt den durch die Situation sowieso zum Tode verurteilten Sohn von sich ab.

So weit Gerds erinnerte Geschichte aus der Schulzeit.

An einem der folgenden Tage erörtert er mit seinem Freund Pit diese Geschichte, und si fragen sich, ob es eine Möglichkeit gibt, Arne zwar nicht »abzustoßen«, aber seine Suizidgedanken und Depressionen nicht allzu nahe an seinen Vater heranzulassen. Aber wie sollte so etwas funktionieren? Sie wissen es nicht.]

Gerd:
Am Abend wälze ich mich unruhig im Bett hin und her. Was kann ich als Vater bloß tun? Arnes andauernde Suizid-Drohungen beunruhigen mich, obwohl seine Brüder und Manfred, der Partner seiner Mutter, der Auffassung sind, das sei nur heiße Luft. Mir scheint die Luft viel zu heiß. Ich erlebe täglich hautnah, wie diese heiße Luft Arnes Seele nach und nach anschmort. Natürlich brennt sie sich auch in meine Gemütsverfassung ein.

Und dann muss ich plötzlich an Joshi denken. An Joshis Selbsttötung, damals, vor langer Zeit, im Jahr 1971. Zu jener Zeit war ich in Westberlin, zwecks Zusatzfinanzierung meiner Ausbildung, als Barkeeper im *Big Eden* tätig. Eines Nachts hörte ich vom anderen Ende des Tresens den Ruf: „Ein Cola mit Eiswürfeln bitte, Keks!"

„Keks" war mein Spitzname aus alten Frankfurter Schülerzeiten. Wer also konnte schon diesen Namen kennen, außer …? Ich eilte hinüber und sah im flimmernden Tanzlicht einen schlanken, etwas kleineren Disco-Besucher, der in meinem Alter sein mochte, der seine Baseballkappe etwas ins Gesicht gezogen hatte. Als ich ihm gegenüberstand und ihn noch nicht erkannte, nahm er die Kappe ab und lächelte mich mit seinem typisch verschmitzten Joshi-Lächeln an. Seine schon immer traurig wirkenden Augen strahlten.

Joshi war ein Klassenkamerad; noch aus der Grundschulzeit. Wir fielen uns um den Hals, tranken etwas zusammen und erzählten voneinander, während ich zwischendurch andere Gäste bediente. Als die Disco schloss, gingen wir noch zum Athener Grill, um etwas zu essen und uns ohne Unterbrechung erzählen zu können. Es war inzwischen zwei Uhr morgens. Wir hatten uns zuletzt am Marshallbrunnen gesehen, als ich noch vollen Herzens auf Gammler und Provos schwor. Das mochte sechs Jahre her sein.

Es gab viel zu berichten. Joshi war nebenberuflich stark in der Jüdischen Gemeinde Westberlins engagiert. Er war mit seinem fünf Jahre älteren Bruder Aron von Frankfurt am Main hierher nach Westberlin gezogen. Da hatte er gerade eine Lehre als Dekorateur beendet, und Aron hatte sich mit Vierundzwanzig als Makler selbständig gemacht, eine Familie gegründet und ein Haus im teuren Grunewald erworben. Er verdiente viel Geld, und wie das so ist: „Geld verdirbt den Charakter“, meinte Joshi. Sie hatten sich entzweit. Es ging um einen Kredit, den Aron an Joshi gegeben hatte und den dieser nicht zeitig zurückzahlen konnte.

„Die Konditionen waren nicht fair“, sagte Joshi. „Ich will nichts mehr mit ihm zu tun haben!“

Joshi wohnte gar nicht weit von unserer WG entfernt, und wir nahmen morgens gegen drei Uhr den gemeinsamen Rückweg. Ich zeigte ihm noch mein neues Zuhause, und wir verabredeten uns für die kommende Woche noch einmal zu einem Imbiss im Athener Grill. Ich ahnte anhand einer Nebenbemerkung, dass wir uns über die Palästina-Sache streiten könnten. Ähnlich wie mit Herrn Brat, meinem schrulligen jüdischen Vermieter.

Mit Joshi führte ich in den Folgewochen viele Diskussionen zum Palästina-Konflikt. Er war aktives Mitglied der Jüdischen Gemeinde in Berlin und vergötterte – wie ich es sah – zu Unrecht den israelischen Staat. Alles, was Israel unternahm, war in seinen Augen absolut richtig. Alles, was den Palästinensern an Rechten und Freiheiten zustand, musste man ihnen versagen. Die Sicherheit des auserwählten Volkes rangierte vor allem. Positiv an unserem politischen Schlagabtausch war, dass Joshi mir niemals Antisemitismus vorwarf. Er pochte bei seiner undifferenzierten Rechthaberei auch nicht auf die „kollektive Schuld" der Deutschen.

„Ja, natürlich hast du das Recht, dich in die Dinge des Nahen Ostens einzumischen, zu analysieren. Aber du bist halt kein Jude. Du wirst niemals verstehen, was diese Heimat für uns bedeutet!"

Das sagte Joshi, der selbst nicht in Palästina geboren war. Noch nicht einmal seine Eltern und Großeltern waren in Palästina, sondern in Deutschland geboren. Das verstand ich nicht.

Musste man den Dritten Weltkrieg erst erleben, um zu verstehen, was solch ein fürchterlicher Krieg für die Menschheit bedeutete? Musste ich erst Jude oder Palästinenser sein, um die Probleme von Ungleichheit, Besatzungsungerechtigkeit, Rassismus, ethnologischer Säuberung und Nationalismus erkennen zu können?

Es wurde ein sehr nebliger und nasser November. Während die Kalten Krieger ihre kalten Herzen beruhigten, indem sie warme Kerzen in die Fenster stellten, um mit Mitleidsmiene der armen, gebeutelten Brüdern und Schwestern „drüben“ zu gedenken, zündete Karin, meine Freundin und große Liebe, rund um unsere Badewanne Teelichter an. Das machte Sinn. Das war nicht geheuchelt. Das diente nicht dem Appell an den unliebsamen, bösen „Osten“. Es diente der Romantik.

Unsere Kerzen beflügelten die Liebe und unsere tiefe Freundschaft. Sie beflügelten unsere Phantasie, unsere Visionen für eine friedliche ruhige Zukunft, in der der Mensch dem Menschen ein Bruder ist – oder eben auch eine Schwester.

In der harten Realität war nicht jeder Bruder ein hilfreicher Mensch. Manche Brüder vertrugen sich nicht und machten sich gegenseitig das Leben schwer. Joshi hatte seinen Bruder im Herzen verloren. Nun hatte er auch die Freude am Leben verloren. An einem der grauen Novembernachmittage klingelte Herr Brat an unserer Wohnungstür. Ich öffnete ihm.

„Ich muss Sie mal sprechen.“

„Gerne. Kommen Sie doch rein, bitte.“

„Nein, nein. Vielen Dank. Aber könnten Sie für einen Moment zu mir hochkommen?“

„Ja klar. Ich sage nur kurz Bescheid.“

Dann ging ich hinter ihm die Treppen hoch. Vor meinen Augen die viel zu kurzen Hosenbeine, die angeschmuddelte Hose, der gebeugte Gang, der schwarze Hut auf dem kahlen Kopf.

Seine kleine Dachgeschoss-Wohnung mit den abgeschrägten Wänden war gleichzeitig Büro, Archiv, Küche, Schlafzimmer und Mieterempfang. Auf seinem Schreibtisch, der zugleich der einzige Tisch war, häuften sich Berge von Briefen, Zeitungen, Akten und das Essgeschirr von mindestens zwei Tagen.

Das Bett war eine Klappcouch, die halb aufgeklappt an der grau tapezierten Wand stand. Die Bettdecke hing dick und schwer auf zwei Stühlen, die neben der Klappcouch standen. Auf dem Fußboden lagerte eine lange Reihe Aktenordner, die einmal in Reih und Glied gestanden haben mochten, aber nun einzelne Ausreißer aufwiesen. Prompt stolperte ich über eine hervorstehende Akte.

„Das tut mir leid", sagte ich und schob die Akte in ihre Reihe zurück.

„Muss Ihnen nicht leidtun. Es gibt Schlimmeres." Er machte eine kleine Pause. „Wissen Sie schon, dass Ihr Bekannter oder Freund oder was immer er war, nicht mehr lebt?"

Mit einem Mal wich das Blut aus meinem Gesicht und ich fühlte mich wie nach einem Magenschwinger.

„Joshua?"

„Ja, Joshua. Er hat sich aufgehängt."

Mehr konnte er mir nicht sagen. Ich erzählte ihm von Joshi, von unserer Zeit als wir noch kleine Grundschüler waren. Damals war mir etwas aufgefallen. Unser Volksschullehrer hatte sehr eindringlich, aber auch äußerst einfühlsam über das Schicksal der Juden gesprochen.

Dabei hatte er gesagt, dass Joshis Familie dem Holocaust entronnen war, und dass wir uns niemals über Juden lustig machen dürften. Das war auch bitter nötig. Denn versteckte Judenwitze hatte ich als

Kind in der Erwachsenenwelt schon mal gehört, aber nie richtig verstanden.

Doch als Kind spürt man sehr genau, wenn etwas Gemeines gesagt wird, das aber nicht das Licht der Öffentlichkeit erblicken durfte. Es war das alte Spiel der unterschwelligen Stimmungsmache.

Ich habe von Joshi niemals Suizid-Gedanken vernommen. Er hätte mir in den vergangenen Monaten so oft von seiner Bedrängnis, von seinem herzzerreißenden Schmerz berichten können. Er hat es nicht getan. Er hat sein Leiden alleine ertragen – ohne Hilfe bei mir, seinem alten Freund, einzufordern oder zu erbitten. Als ich jetzt daran denke, kommt mir Wolfgangs Spruch in den Sinn, den er gerade vor einigen Tagen Emma und mir gegenüber geäußert hat. „Wer viel von Selbstmord palavert, meint es nicht ernst. Die wahren Selbstmörder schweigen und handeln. Arne ist doch viel zu feige, um Hand an sich zu legen.“ Ich wälze mich weiter unruhig im Bett hin und her, denn ich weiß nicht, ob man auf eine solche psychologische Stammtisch-Analyse etwas geben kann.

[Hier erinnert sich Gerd im Zusammenhang mit seinen Gedanken an die angedrohten Suizidabsichten seines Sohnes an den tragischen und völlig unerwarteten Freitod seines einstigen jüdischen Klassenkameraden Joshi; ein Selbstmord, der ihn sehr berührte, aber nicht verstanden hatte, da es damals keine Hinweise auf Joshis Absicht gab.]

Aus dem Off:
Ein schöner warmer Sommerabend. Es ist schon spät, zirka 22:00 Uhr, und der Himmel scheint noch in angenehmem Blau, auch wenn sich die Dämmerung bereits bemerkbar macht. Gerd schwingt sich auf sein Rad. Er hat die letzten fünf Stunden am Schreibtisch gearbeitet.

Es drängt ihn, sich zu bewegen. Die altbewährte Corona-Fahrrad-Strecke, die er vor drei Jahren regelmäßig mit Arne abgefahren ist, scheint ihm zeitlich am besten zu passen. Sie dauert eine halbe Stunde, somit ist sicher, dass er vor Einbruch der Dunkelheit wieder zu Hause ist.

Ab der Hälfte der Strecke führt sie an einem Bahndamm entlang und man gelangt nach kurzer Zeit über eine Überführung auf die andere Seite der Gleise. Alle Stunde fährt hier eine Regionalbahn. An einem Baum gelehnt steht ein Fahrrad. Gerd rauscht vorbei und einen winzigen Moment später zuckt ihm eine blitzschnelle Erkenntnis durch den Kopf: Ist das nicht Arnes Rad?

Gerd hält an, fährt die kurze Strecke zurück, steigt ab und schaut sich das Fahrrad an – ja, es ist Arnes Rad. Was macht sein Sohn hier? Er beschließt, ihn nicht beim Namen zu rufen. Der Vater geht im Dämmerlicht auf den Bahndamm zu, sieht seinen Sohn aber nicht. Erst als er die kleine Anhöhe erklettert, sieht er Arne auf der anderen Seite des Damms unmittelbar vor dem Gleis liegen, den Kopf dicht an der Bahnschiene, als wolle er sein Ohr darauflegen.

Er ruft laut nach seinem Sohn, der erschrocken aufspringt und über das Gleis zu seinem Vater eilt.

„Was machst du hier?“, fragt der Vater.

„Nichts. Ich wollte nur wissen, wie es sich anfühlt, kurz bevor man Schluss macht.“

„Tu es dir und mir nicht an …“, schluchzt der Vater. Die Dämmerung verdeckt die Tränen, aber seine Stimme verrät alles.

Einige Zeit später erscheinen zwei Lichter in weiter Ferne über dem Gleis. Kurz danach rauscht der Regionalexpress heran und hinterlässt einen kalten Windzug.

Gerd ist verzweifelt. Kann der Vater seinen Sohn weder mit Worten noch mit Tränen erreichen?

Gerd:

In der Nacht hat es mich umgehauen. Ich habe geträumt, dass der Kopf meines Sohnes nach der Durchfahrt des Zuges mir vom Gleisbett entgegenrollte. Da schreckte ich wohl mit einem Schrei auf. Ich konnte nicht mehr einschlafen, und ich musste an den Selbstmordversuch von Veit denken.

Veit ist ein gleichaltriger Freund aus alten Jugendzeiten, der sich am Neujahrstag in Berlin vor einen S-Bahn-Zug warf. Das war 1988. Ich war damals als Chef einer Bildungsgesellschaft für Umweltinformatik tätig und hatte Veit längst aus dem Gedächtnis verloren. Zuletzt hatte ich ihn vor circa fünfzehn Jahren getroffen. Damals ging es ihm scheinbar gut. Er hatte eine Freundin und war immer noch in Opposition zum »kapitalistischen Schweinesystem«.

Noch einmal acht Jahre zuvor – es war 1965 – hatten wir als Gymnasiasten in der Schreinerei seines Vaters kleine Hoppe-Hoppe-Holzpferdchen gebastelt, um mit einer lieblichen Provo-Reiterarmee der rücksichtslosen Reiterstaffel der gehassten Bullen ebenbürtiges Paroli zu bieten. Und natürlich, um das brutale System lächerlich zu machen. Und um mit unseren guten Argumenten in die böse Presse zu kommen.

An dem Nachmittag, an dem Veit entschieden hatte, dass er seinem Leben ein Ende setzen würde, klingelt das Telefon. Gerade jetzt klingelt es, als Veit seine Jacke angezogen und seine Schlüssel vom Haken genommen hat. Er nimmt an, dass es seine Eltern sind, die sich wegen seiner zunehmenden Depressionen Sorgen machen. Aber Veit will mit niemandem mehr reden.

Nach all den verzweifelten Jahren ist er endlich so weit. Heute würde er einen Punkt hinter alles setzen. Da will er nicht das Risiko eingehen, von irgendwem oder durch irgendetwas abgehalten zu werden.

Bevor er seine Wohnung verlässt, klebt er ein Briefkuvert an die Wohnungstür. Am Neujahrsabend will er nämlich mit einer Clique ehemaliger Arbeitskollegen und Kolleginnen essen gehen und anschließend ins Schiller-Theater. Markus, Veits ehemaliger Bürokollege, würde ihn heute abholen.

Veit will ihn nicht vor geschlossener Tür endlos warten lassen. Veit geht davon aus, dass er gegen achtzehn Uhr tot sein wird und findet es daher nicht mehr als höflich und rücksichtsvoll, seinen Kumpel darüber zu informieren, dass er nicht zu warten brauche.

»Für MARKUS«, steht auf dem Briefkuvert, das er mit Tesa an die Tür klebt. Innen steht: „Bitte warte nicht. Wenn du das hier liest, habe ich mich zu einem Entschluss durchgerungen, der mein Leben für immer beeinflusst. Lebe wohl!"

Er geht zu Fuß zum S-Bahnhof Bellevue. Der Fußweg dorthin beträgt für Veit knapp fünfzehn Minuten, und er sagt sich, dass er auf gar keinen Fall wieder umdrehen darf.

Vor einigen Jahren hatte er sich schon einmal auf seinen »letzten Weg« begeben und dann auf halbem Weg kehrt gemacht. Dieses Mal musste er es durchziehen. Um zu verhindern, dass er im letzten Moment Muffensausen bekommt, macht er einen unbedeutenden Umweg und kauft bei einem kleinen russischen 24-Stunden-Kiosk eine Flasche Wodka.

Da er normalerweise wenig Alkohol trinkt, rechnet er sich aus, dass ihm die Flasche ausreichend Mut verleihen würde, den Sprung in den S-Bahn-Schacht zu wagen. An der Kasse fragt sich Veit, ob der kahlköpfige Russe, der ihn kurz mustert, als er ihm das Wechselgeld herausgibt, sich an ihn erinnern wird. Wahrscheinlich steht morgen in der *BILD:* »Junger Mann springt alkoholisiert vor Zug. Er roch nach Wodka. Stundenlanger S-Bahn-Ausfall.«

Veit bekommt ein schlechtes Gewissen – wegen dem Ausfall der Verkehrsverbindung, wegen der Rettungskräfte, die seine Reste aufsammeln müssen, wegen der Passagiere, die seinen Sprung vielleicht hilflos mitansehen müssen, wegen des Zugführers, der ihn springen sieht und einen Schock erleidet. Aber Veit will nicht mehr zurück. Sein Leben ist nur noch eine Qual. Täglich denkt er an den Tod. Eine Lösung muss her. Eine Erlösung.

„Und erlöse mich von dem Leid und dem Übel und all der trügerischen Herrlichkeit", betet er vor sich hin. Doch er glaubt nicht an einen Gott, der ihm ein solch erbärmliches Leben geschenkt hat. Dabei war alles einmal ganz anders gewesen. Daran denkt Veit jetzt nicht. Er konzentriert sich auf das für ihn Wesentliche. Er steigt die Stufen zur Fahrtrasse empor und schlendert ohne Fahrkarte auf den Bahnsteig.

Oben angekommen, sieht er auf der Uhr, dass die nächste Bahn Richtung Grenzübergang Friedrichstraße schon in zwei Minuten kommt. Das ist ihm zu schnell. Noch weitere acht Fahrgäste warten auf die S-Bahn. Er geht weiter weg von ihnen bis ans Ende des Bahnsteigs, wo der Führerstand der Bahn zum Halten kommen wird. Als die Bahn kommt, hält die Zugmaschine genau vor ihm, und der Zugführer und Veit schauen sich einen Moment eindringlich in die Augen.

Dieser Mann wird sich an mich erinnern, denkt Veit. Schließlich wird die nächste Bahn morgen in der Zeitung erwähnt werden – und ihm, Veit, zur Erlösung verholfen haben. Der Zugführer schaut noch einmal kurz zu Veit, dann rauscht die S-Bahn ab.

Ein Signal ertönt. Auf der Anzeigetafel erscheint plötzlich ein Text, der Veit in Erregung versetzt. Er hat gesehen, wie relativ langsam die Bahn in die Station eingefahren ist. Eigentlich müsste er am Anfang des Bahnsteigs springen, wo die Bahn einfährt, denn dort hat sie noch genügend Geschwindigkeit, um auf keinen Fall abrupt stoppen zu können. Zumindest ist es für ihn in seiner Vorstellung angenehmer, wenn sich alles in Sekundenbruchteilen abspielt.

Auf der Anzeigetafel aber steht jetzt: „Von der Bahnsteigkante zurücktreten! Der nachfolgende Zug macht keinen Halt und fährt bis Friedrichstraße durch!"

Ideal, denkt Veit, *diese Bahn soll meine sein!* Er steht immer noch am Bahnsteig-Ende in Richtung Ausfahrt. Da keine Zeitangabe auf der Tafel erscheint, muss er nach Gehör gehen. Veit muss schnell handeln, deshalb nimmt er jetzt einen großen Schluck Wodka aus der Flasche und geht strammen Schritts über den leeren Bahnsteig. In der Mitte der Station nimmt er einen noch größeren Schluck, *Feuerwasser,* denkt er. Und er spürt, wie ihm übel wird.

Trotzdem beschließt er, Schluck für Schluck weiter zu trinken, bis er schließlich am Beginn der Zugeinfahrt angelangt ist. Die Flasche ist nun leer. Er stellt sie neben einen Abfallbehälter. Er schaut in das Gleisbett und verlässt sich auf sein Gehör. Der Wodka wirkt, sein Zeitgefühl schwindet.

Veit setzt sich auf die letzte Bank am Bahnsteig, wo der Zug bald einfahren wird. Noch ist kein Geräusch zu hören. Er weiß, dass es gleich so weit ist und schaut mit glasigem Blick auf die Uhr. Es ist 17:14 Uhr, vielleicht auch 17:18 Uhr; das Zifferblatt verschwimmt etwas vor seinen Augen, es ist ihm egal. Wenn er die Bahn kommen hört und der Luftzug zu spüren ist, wird er vortreten und springen. Heute, am Neujahrstag, sind wenige Leute unterwegs; Veit sieht gerade ein Pärchen am anderen Ende der Bahnstation die Treppe heraufkommen.

Sein Blick fällt auf eine Litfaßsäule mitten auf dem Bahnsteig, sie erscheint ihm wie eine Telefonzelle. Er überlegt kurz, ob er doch noch seine Ex-Freundin anrufen soll. Erst vor sechs Wochen getrennt, telefonieren die beiden recht oft miteinander und sind nun »gute Freunde«, wie man so schön sagt, wenn man die ganze Wahrheit nicht besser auszudrücken vermag. Er verwirft den Gedanken sofort, weil er dann die Chance verpassen würde, von dem durchrauschenden Zug erfasst zu werden. *Besser, ich unterlasse den Anruf,* sagt er sich.

Veit steht auf, gleich wird es so weit sein. Er verspürt keine Panik; der Wodka hat seinen Zweck bisher erfüllt, er fühlt die Bestätigung dessen, was er die ganze Zeit über gewusst hatte – es ist so weit. Er ist bereit. Ohne Reue. Ohne Bedenken.

Er müsste in wenigen Minuten nur noch ein paar Schritte tun. Während er hin und her geht, schließt er die Augen, stöhnt leise und öffnet sie schnell wieder. Er ist ein wenig benommen. Sobald sich der nahende Zug ankündigte, würde er nach vorne gehen, bedächtig und ohne Anzeichen irgendeiner Aufregung. Er würde dort warten, bis die Zugschnauze in der Kurve vor der langen Einfahrt zu sehen ist. Dann würde er einfach springen. Ein Sprung, das war‘s.

Veit hört das Rauschen des nahenden Zuges. Die S-Bahn kommt, nimmt die Kurve, rast auf ihn zu. Er geht bis an die Bahnsteigkante. Er ist sich absolut sicher, dass er das hier tun sollte. Veit schaut nicht mehr nach anderen Leuten, schaut nicht mehr nach links oder rechts oder zurück. Er wartet die Bruchteile von Sekunden, bis der Moment da ist, an dem er die Augen schließt und sich nach vorne fallen lässt. Doch im letzten Moment beschließt er, es mit einem Kopfsprung wie vom Drei-Meter-Brett zu machen.

Er springt.

Mit einem harten Schlag, ähnlich einem Bauchplatscher, landet Veit auf den Gleisen. Er spürt nichts, keinen Schmerz, keine Angst. Er hebt den Kopf etwas und blickt zur Seite, wo er den Zug direkt auf sich zurasen sieht, ganz nah. Er kneift die Augen fest zu und schreit, so laut er kann, während er auf den tödlichen Schlag wartet.

Er hört zu schreien auf, als die Bahn über ihn hinwegrast und der Schock ihn aus dem Wodkarausch wachrüttelt. Blitzschnell wird ihm klar, dass er noch nicht tot ist. Er riecht erhitztes Metall und ist noch zu einer Überlegung in der Lage. Er muss nur noch kurz den Kopf aufrichten, um von der Unterseite der über ihn hinwegschießenden Bahn erfasst zu werden.

Er will sich zwar aufrichten, kann es aber nicht. Er bemerkt, wie sich die Bahn verlangsamt und hört das Kreischen der Bremsen. Und dann kommt der Schmerz mitsamt einem starken Ohrensausen. Der Schmerz ist unmenschlich. Solch einen Schmerz hat

Veit noch nie verspürt. Er versucht die Lippen zu bewegen, um etwas herauszuschreien, aber er kann nur flüstern: „Helft mir … Hilfe …“

Dann plötzlich verschwinden die Schmerzen wie von Zauberhand, und er spürt eine ungeheure, wohltuende Wärme, die ihn flutet und beruhigt. Er weiß, dass er jetzt endlich sterben wird und schließt erleichtert seine Augen. Es ist vollbracht, aus und vorbei. Endgültig. Gott sei Dank.

[Es wird geschildert, dass Gerd seinen Sohn Arne eines Sommerabends an einem Bahngleis entdeckt. Es sieht nach einer eindeutigen Absicht aus. Und der Vater fragt: „Was machst du hier?“

„Nichts. Ich wollte nur wissen, wie es sich anfühlt, kurz bevor man Schluss macht.“

„Tu es dir und mir nicht an …“, schluchzt der Vater.

In der Nacht hat der Vater einen schrecklichen Albtraum und er kann nicht wieder einschlafen, sondern muss an den versuchten Suizid seines ehemaligen Freundes Veit aus alten Jugendzeiten denken, zu dem er Jahrzehnte lang keinen Kontakt mehr hatte herstellen können, der ihm jedoch später zufällig begegnete und Gerd sein Schicksal schilderte.

Dieses Schilderung zeigt im Einzelnen die Gefühle und Überlegungen eines Suizidwilligen und die davor und damit einhergehenden Depressionszustände anschaulich auf.

Obwohl Veit schon mehrmals versucht hat, seinen Freitod zu organisieren, hat er ihn – beziehungsweise einen der Schritte in diese Richtung – doch immer wieder im letzten

Moment abgebrochen. Eines Tages aber gelingt ihm all das durchzuhalten, was er generalstabsmäßig vorgedacht und organisiert hat. Er springt vor einen Zug, der ihn überfährt. Doch er überlebt – ohne Beine.]

Gerd erzählt die Geschichte von Veits gescheitertem Selbstmord und wie Veit das Leben schließlich wiederfand:

Gerd hat schlecht geschlafen und im Halbschlaf an Arne denken müssen. Dann hat ihn wieder die alte Geschichte mit Veit eingeholt. Er steht aus dem Bett auf, geht in die Küche und macht sich einen Tee. All die Einzelheiten, die ihn gerade aufwühlen, hat ihm Veit später erzählt. Er holt aus seiner Schreibtischschublade ein Skript heraus, das er damals über diese tragische Geschichte geschrieben hat. Gerd geht zurück ins Schlafzimmer; er kann nicht schlafen, das ist sicher, also liest er darin:

Ich konnte nicht an meinen ein Jahr älteren Kumpel Veit Herrmann denken, weil ich nicht wusste, was geschehen war. Auch hatte er niemals mit mir über Suizid gesprochen. Er war mir als lebenslustiger Kumpel in Erinnerung.

Inzwischen sind zwei Wochen seit dem verhängnisvollen Sprung ins Gleisbett vergangen. Veit hört eine Stimme. Nein, es sind mehrere. Er bemüht sich herauszufinden, woher sie kommen, kann sie aber nicht lokalisieren. Langsam öffnet er die Augen; alles um ihn herum erscheint verschwommen. Wieder hört er diese eine Stimme, die Stimme einer Frau, ganz in seiner Nähe.

„Ich glaube, er kommt zu sich …"

Er begreift sofort, dass er von »irgendwo« zu sich kommt, aber nicht von woher und warum und weshalb er überhaupt etwas hört und nicht sieht. Wo könnte er sein?

„Herr Herrmann? Können Sie mich hören?“

Die Stimme klingt amtlich und bemüht sachlich. Was will diese Frau von ihm, wer ist sie, in wessen Auftrag handelt sie? In den grauen Schleiern, die ihn umgeben, bewegt sich ein Schatten. Er könnte zu der Stimme gehören, die zu ihm spricht.

„Verspüren Sie Schmerzen?“

Veit versucht nachzudenken, aber das Denken fällt ihm schrecklich schwer. Er fragt sich, warum er Schmerzen haben sollte. Er fühlt sich unergründlich schwach, aber Schmerzen? Nein, ihm tut nichts weh. Also schüttelt er den Kopf, was ihm genauso schwer fällt wie Denken.

„Herr Herrmann, Sie haben sich vor zwei Wochen vor einen Zug geworfen …“

Wohin hat er was geworfen? Veit muss lange und tief in seinem Gedächtnis buddeln, ehe es Klick macht. Ja, er wollte springen. Vor eine S-Bahn wollte er springen. Wann? Er weiß es nicht mehr. Alles scheint eine Ewigkeit her zu sein. Tatsächlich, so dämmert ihm, hat er sich schließlich vor einen durchrauschenden Zug geworfen.

„Sie waren lange im Koma. Sie sind jetzt sicher. Sie sind im Krankenhaus. Wir haben Sie operiert“, sagt die Frau, die Veit immer noch nicht sehen kann und von der er nichts weiß, außer dass sie mit ihm spricht wie eine Krankenschwester. Eine Krankenschwester! Sie wird eine Krankenschwester sein. Oder eine Ärztin.

Im Schneckentempo entwickelt sich ein Szenario in seinem Kopf. Er begreift, dass er irgendwann tatsächlich gesprungen war und der Zug über ihn hinweg gerast war. Und jetzt war er im Krankenhaus. Er war nicht tot.

„Wir mussten Sie operieren. An den Beinen."

Diese fast gütig klingende Bemerkung jagt ihm einen ungeheuerlichen Schrecken ein. Veit hat sich die oft leidvollen Jahre hindurch mit regelmäßigem Joggen und Schwimmen emotional über Wasser gehalten und den tiefen Depressionen tapfer die Stirn geboten. Sein Leben konnte er nur noch mit Sport halbwegs am Laufen halten – alles andere war eine tägliche Qual. *Diese OP kann gewiss nichts Problematisches gewesen sein,* denkt er. Seine Beine haben immer viel ausgehalten.

Die Augen fallen ihm zu, und Veit döst weg. Als er sie wieder öffnet, weiß er nicht, ob er ein paar Sekunden, einige Minuten oder vielleicht auch länger geschlafen hat. Er verspürt starken Durst und versucht etwas zu sagen.

„Sie sind an ein Beatmungsgerät angeschlossen. Sprechen geht im Moment noch nicht", sagt die weibliche Person. „Ich gebe Ihnen einen Stift. Augenblick bitte."

Etwas raschelt, er hört Schritte. Dann drückt ihm jemand einen Stift in die linke Hand. Er stöhnt und versucht den rechten Arm zu heben.

„Das geht noch nicht, Herr Herrmann. Ihr rechter Arm ist gebrochen, aber er heilt gut."

Man hat an meinen Beinen rumgedoktert, mein rechter Arm ist gebrochen und ich kann nicht sprechen, denkt Veit.

Er kann sich nicht vorstellen, dass es ihm irgendwie schlecht gehen soll; er spürt noch immer keine Schmerzen. Die grauen Schleier rund um ihn herum lösen sich allmählich auf und mit ihnen verwandelt sich der Schatten, der immer deutlicher als eine konkrete Person in einem weißen Kittel zu erkennen ist. Die Frau ist eine Krankenschwester, wie Veit vermutet hatte, und sie drückt ihm jetzt einen Stift in die Hand und hält ihm einen Schreibblock hin.

Veit strengt sich übermenschlich an. Ganz langsam, unregelmäßig auf dem Papier abrutschend, kristallisiert sich ein Wort heraus: »Kaff …«.

„Wünschen Sie Kaffee?“, fragt die Schwester.

Veit versucht zu nicken und weiß nicht, ob sie es sieht.

„Du brauchst jetzt nichts sagen“, sagt plötzlich eine ihm sehr bekannte Stimme. „Veit, kannst du mich sehen und meine Stimme erkennen?“, fragt die Stimme, die früher, in seinem anderen Leben, zu seiner Freundin gehört hatte.

Die Stimme kommt von der anderen Seite des Krankenbettes. Er dreht den Kopf zu ihr.

Ja, ich nehme dich wahr!, will er sagen. Obwohl es sinnlos ist, versucht er es.

„Liebster, ich bin es, Mariola; du brauchst nichts zu sagen“, sagt sie leise. „Es geht noch nicht mit dem Sprechen, weil du einen Schlauch im Mund hast. Aber ich bin hier mit deinen Eltern.“

Wer hat sie informiert?, denkt Veit. Er will dringend etwas fragen und schreibt »Bein« auf den Schreibblock, den jetzt Mariola festhält, während seine Mutter ihm den Stift abnimmt und seine Hand hält. Dann hört er seine Mutter sagen: „Mein Sohn, wir müssen dir sagen, dass deine Beine nicht mehr da sind."

Veit glaubt, sie nicht richtig verstanden zu haben. Wie können seine Beine weg sein, während er noch lebt?

„Die Bahn ist über deine Beine gefahren und sie sind weg", sagt seine Mutter und streichelt ihm die Hand.

Er erkennt seinen Vater, der hinter der Mutter steht und still weint, aber nichts sagt. Veit ist schockiert und von der Vorstellung, ohne Beine zu sein, völlig überrascht. Auch er weint jetzt, beruhigt sich aber gleich darauf wieder. Er will es seinen drei Besuchern nicht so schwer machen. Die Schmerzpumpe, an die er angeschlossen ist, verhindert eine totale Panikattacke.

Mariola nimmt jetzt den Platz der Krankenschwester ein und streichelt über Veits Wange. „Alles wird wieder gut", sagt sie. „Wie früher. Du bist ein Kämpfer und schaffst es auch im Rollstuhl."

Veit nickt, und beiden läuft eine Träne die Wange hinunter. Die Krankenschwester kommt ins Zimmer und bringt den Kaffee mit einem Strohhalm, aber Veit mag nicht mehr. Er ist angekommen bei Kapitel Null seines neuen Lebens.

Ein Jahr später wird er mir davon berichten.

[Ab hier enthält Gerds Bericht die Angaben, die ihm sein Freund Veit über die dramatische Zeit NACH dem Sprung ins Gleisbett geliefert hat. Der Schock sitzt tief: Langsam

wird Veit sich im Krankenbett bewusst, dass er den Suizid überlebt hat, dass ihm nun aber die Beine fehlen, die Beine, die ihm den Sport, das Joggen, ermöglichten, damit er aus seinen Depressionszuständen herausfinden konnte. Joggen half ihm beim Überwinden all der Lebensängste – und nun gibt es dieses »Zubehör« nicht mehr.]

Aus Gerds weiteren Aufzeichnungen:

Veit schreckt hoch aus seinen Gedanken, als der Fahrer den Kleinbus startet. Heute kann er das erste Mal das Krankenhaus verlassen. Man hat ihn samt seinem Rollstuhl mit einer Hebebühne an der hinteren Tür in den Bus hineingehievt und mit vier Gurten den Rollstuhl festgezurrt. Fast zwei Monate sind vergangen. Eine lange Zeit, wenn man sie im Krankenhaus verbringen muss. Vor fünf Wochen hatte er das Einzelzimmer gegen ein Zweibettzimmer tauschen müssen, weil er von der Intensivstation in die Trauma-Abteilung verlegt worden war.

Erst war er darüber unglücklich gewesen, aber dann hatte er dort seinen fünfzig Jahre älteren Bettnachbarn kennen und schätzen gelernt. Der über Achtzigjährige steckte voller Elan und war immer guter Dinge. Er war gestürzt und hatte sich einen Oberschenkelhalsbruch zugezogen. Aber schon kurz nach der OP forderte Herr Brück den Physiotherapeuten heraus und wollte unbedingt wieder laufen lernen. Veit hatte seine Hände vor dem Kopf zusammengeschlagen, was halbwegs gelang. Das ging, obwohl sein gebrochener Arm inzwischen zwar abgeheilt, aber steif war. Im Grunde war sein rechter Arm noch immer kaputt und niemand konnte ihm sagen, ob er ihn je wieder gebrauchen konnte.

Was er sich denn so aufrege, hatte Herr Brück ihn gefragt. Was daran verwerflich sei, wenn er mit seinen 84 Jahren baldmöglichst wieder in die Pötte kommen wolle. Viel Zeit bliebe ihm doch nicht! „In die Pötte kommen“, hatte der alte Mann tatsächlich gesagt. Veit wiegte erst bedenkenschwer den Kopf, dann dachte er daran, dass auch von ihm, kaum eine Woche nachdem er von seinem verhängnisvollen Sprung aufgewacht war, schon Physiotherapie-Übungen erwartet worden waren. Und das nannten sie Rehabilitation – ein Wort, das in seinem Fall doch wohl kaum mehr beinhalten konnte, als aus dem Bett zu steigen und sich in seinen Rollstuhl hinüber zu wuchten.

Niemand hatte ihn gefragt, ob er überhaupt gerettet werden wollte. Welcher Chirurg hatte es sich in den Kopf gesetzt, ihn am Leben zu erhalten? Warum hatte man ihn nicht in Ruhe sterben lassen? Was gab es jetzt noch Lebenswertes? Welcher ärztliche Lackaffe glaubte, ihn dazu benutzen zu dürfen, sich mit einer medizinischen Glanzleistung schmücken zu können? War er denn das Versuchskaninchen für die Wissenschaft?

Dank dieses medizinischen Wissens war Veit mit zwei zugenähten Beinstümpfen und diesem fast unbrauchbaren Arm aufgewacht. Offenbar war für die menschlichen Roboter, die rund um sein Bett standen, nur wichtig, dass er noch atmete, dass sein Herz noch schlug und Blut durch seine Gefäße floss. Klar, die OP war gelungen, aber jetzt sollte Veit wohl selber sehen, was er mit all dem Rest an Funktionen und Körperteilen noch anfangen konnte.

Heute wird er in die weiterführende Reha-Klinik verlegt. Ob es weiterführt, wird er erst noch sehen müssen. Er schaut während der Fahrt auf die neben ihm dahinfliegenden Gehwege. Wie waren diese Wege in der Vergangenheit hurtig unter seinen Füßen dahingeglitten.

Noch knapp vor einem Vierteljahr, in der Woche vor Silvester, war er bei der winterlichen Kälte Marathon gelaufen. Er erinnert sich plötzlich, wie geschmeidig und wohltuend entspannt er an jenem Mittwoch gelaufen war, nur fünf Tage vor seinem Sprung ins Gleisbett.

Jetzt erstaunt es ihn, wenn er daran denkt, wie er jenen Lauf damals empfunden hatte: Es war einer seiner besten Läufe überhaupt gewesen. Hatte er vielleicht in seinem Unterbewusstsein geahnt, dass es sein letzter Marathon sein würde, ein Abschied für immer? Und hatte das dafür gesorgt, dass er sich bei diesem letzten Mal beflügelt und wie von unsichtbarer Hand voran geschoben fühlte – ganz ohne auf den letzten hundert Metern hecheln zu müssen? *Es war ein Abschiedsgeschenk*, denkt er nun im Kleinbus und schaut auf die neben ihm dahinfliegende Landschaft.

Wann hatte er zum letzten Mal das Fitness-Studio besucht? Es muss in derselben Woche zwischen den Jahren gewesen sein. Schon einen Tag später hatte er im Schwimmbad fünfzig Bahnen gezogen – ganz im Rhythmus seiner sportlichen Aktivitäten, die ihn vor den Depressionsanfällen bewahren sollten.

Der Gedanke an seine körperlichen Kapazitäten und seinen geliebten Sport lässt ihn frösteln. Denn er ist unterwegs in eine Zukunft, von der er sehnlichst erwartet, dass sie bald beendet ist. Wenn er schon als Athlet auf eine Zukunft verzichten muss, so will er erst recht keine Zukunft als Krüppel. Wie in aller Welt sollte er ohne Beine, angewiesen auf einen Rollstuhl, existieren können? War das eine lebenswerte Existenz? Eine Existenz in Würde?

Veit musste plötzlich an jene impulsiv-spontanen, herrlich-kreativen 60er und 70er Jahre denken, als er jung und mutig und zukunftsfroh war. Schon immer wollte er in Solidarität leben, wollte mit den vielen anderen aus seinen Wohn- und Lebensgemeinschaften, aus den politischen Foren und gewerkschaftlichen Organisationen ein neues freies Land aufbauen. Ein Land ohne den Terror des Kapitals, ohne Werbe- und Konsum-Dauerberieselung, aber auch ohne den Terror der RAF und ohne die ideologische Dauerberieselung all dieser Besserwisser-Gruppen. Jetzt lebte er in einem Land der Zukunftsverräter.

Wo waren all die revolutionären Ideen geblieben? Was war bloß mit seinen Mitmenschen geschehen, warum war all die positive Energie erlahmt? Veit war ein Gemeinschaftsmensch, aber dann hatte ihn trotz seiner Liaison mit Mariola die Einsamkeit erdrückt, von Tag zu Tag mehr. Dann kam die Trennung, und die Einsamkeit wurde zur unerträglichen Last. Seine Arbeit und seine Kolleginnen und Kollegen konnten diese Art Einsamkeit nicht mildern.

In seinem tiefsten Inneren war er noch immer voller – wenn auch längst verschütteter – Hoffnung, ein gescheiterter Idealist. Wie schon damals, vor lange vergangenen Zeiten, wollte er den Hunger in der Dritten Welt beseitigen, indem er seine Mitbürger über den westlichen Neokolonialismus aufklärte.

Er selbst hatte in Afrika ein Hilfsprojekt geleitet. Aber wo war sein Land heute gelandet? Veit hatte keinen Bock mehr auf diese heuchlerische und korrupte Gesellschaft, in der sich sogenannte Antiimperialisten von früher mit den Real-Imperialisten von heute verbündeten und zusammen einträgliche Geschäfte machten. Selbst bei den Grünen sah er, wie sich deren Fahne im Wind drehte. Es drehte sich alles nur noch und immer wieder um Geld, Geld und nochmal Geld. Er hasste den Tanz um das Goldene Kalb.

Er brauchte keine Sekunde darüber nachzudenken, dass er sich so schnell wie möglich ein weiteres Mal aus dieser Gesellschaft mit diesem miesem Leben verabschieden würde. Diesmal wollte er es besser machen. Diesmal ohne zögerliche jahrelange Vorbereitungen, ohne Versuche, ohne Fehleinschätzungen, ohne Dramen und ohne im Anschluss des Misslungenen sogar noch eitlen Chirurgen zu ihrem OP-Stolz zu verhelfen.

Und dann muss er wieder an den alten Mann denken, der bisher sein Krankenzimmer mit ihm geteilt hatte. Der Mann war trotz seiner vierundachtzig Jahre noch immer lebensfroh und zuversichtlich. Ein Witz? Eine Parodie auf sein, Veits, versautes Leben? Veit schüttelt den Gedanken an den alten Zimmergenossen ab, dessen frohe Gemütslage ihn frustriert.

Für ihn, so scheint es ihm gewiss, ist das Zeitalter der „absoluten Sinnlosigkeit" angebrochen. Es folgt auf das Zeitalter der „schrecklichen Ernüchterung und des Zögerns“, wie er es für sich benennt, jener Zeit vor dem Sprung aufs Gleisbett.

Nun ist nicht mehr nur sein Geist wie gelähmt, nun ist auch sein Körper nicht mehr beweglich. Er liegt sinnlos im Bett. Tagein, tagaus. Veit kann es nur noch mit Betäubung durch Morphin ertragen. Andererseits will er den Kopf frei haben für die Planung, um dem Schrecken ein endgültiges Ende zu bereiten. Aber wie? Brauchte es dazu nur Kreativität oder doch dieses Lebenselixier des Kapitalismus, jede Menge Geld? Ein Lebenselixier, um den Tod zu ermöglichen?

*

Veit ist in der der Reha-Klinik angekommen. Er fragt sich, ob das hiesige Pflegepersonal seine Geschichte kennt. Im Krankenhaus waren alle darüber informiert gewesen. Hier aber wurde er offenbar als Normalo aufgenommen – eben nur als Patient mit einer doppelten Oberschenkelamputation. Gespräche mit einem Psychiater oder Psychologen sind nicht eingeplant, was ihn sehr verwundert.

Veit dreht sich in seinem Bett vorsichtig auf die Seite und wirft einen Blick auf den Wecker. Es ist nach Ein Uhr nachts. Er kann sich nicht erinnern, schon geschlafen zu haben. Während sich sein Nachbar irgendeinen idiotischen Kitschfilm anschaut, sucht Veit nach der Strippe, die neben seinem Bett hängen muss. Er drückt auf den Knopf, und über ihm leuchtet ein Lämpchen auf, genau wie im Krankenhaus. Und genau wie in einem Flugzeug.

Ob ich jemals wieder ein Flugzeug besteigen kann? schießt es ihm durch den Kopf.

Es dauert einige Zeit, ehe Schwester Lara zu ihm kommt. Sie ist eine schlanke, leicht überfordert wirkende Frau zwischen Anfang und Mitte dreißig. Veit leitet die Überforderung aus der Tatsache ab, dass sie mürrisch dreinschaut und alles für sie eine Riesensache zu sein scheint. Und sie schnauft hin und wieder und atmet dann tief durch.

„Was ist, Veit?", fragt sie und knipst dabei die Lampe über seinem Bett wie eine Lufthansa-Stewardess aus.

„Ich kann vor Schmerzen in den Beinen nicht schlafen", antwortet er. Das ist streng genommen keine Lüge und doch etwas anderes als das, was er tatsächlich meint. Was er nämlich zu sagen versucht, ist ganz einfach: Veit will Morphium haben. Wenn er aber sagt, dass er Schmerzen in den Beinen habe, klingt das, als würde er auch eine Möglichkeit für etwas anderes als Morphium offenhalten, obwohl er weiß, dass es die nicht gibt. Noch nie hatte man ihm ein anderes Schmerzmittel dagegen verabreicht.

„Wenn Sie Morphium haben wollen, ist das ein schlechter Zeitpunkt, denn der Doktor ist gerade nach Hause gegangen." Lara schaut ihn mit verschlossener Miene an. „Kann ich Ihnen vielleicht etwas anderes geben?"

Veit zuckt mit den Schultern. Welches andere Mittel könnte es denn sein? Er findet, das nichts anderes die Wirkung von Morphium erreichen kann.

„Halten Sie es wirklich nicht mehr aus?"

Veit schüttelt den Kopf und versucht, den Anschein großer Qualen zu erwecken. „Es sind unheimliche Schmerzen“, stöhnt er wahrheitsgetreu. „Deswegen finde ich keine Ruhe. Und Schlafmangel verschlimmert morgen nur noch das Problem und ich bin ganz am Ende.“

Allgemein wird in der Medizin akzeptiert, dass bei solch unsäglich starken Schmerzen wie Phantomschmerzen bei Patienten mit amputierten Gliedmaßen Morphium das Mittel der Wahl ist.

Lara sieht es ein und nickt. Beim Hinausgehen sagt sie: „Mal sehen, was ich tun kann. Es dauert einen Moment.“

Veit ist erst einmal erleichtert. Natürlich ist ihm klar, dass er sich gedulden muss. Schließlich muss die Flüssigkeit erst aufgewärmt werden, und das dauert einige Minuten. Während er wartet, gehen ihm die wildesten Gedanken durch den Kopf. Er regt sich darüber auf, wie Lara auf seine Bitte nach einem Schmerzmittel reagierte. Zorn kocht in ihm hoch, eine Wut, die der Sache in keiner Weise gerecht wird. Für einen Augenblick denkt er selbst, dass sein Zorn völlig unangebracht ist, aber dann siegt doch seine Aufregung, während die Schmerzen immer noch nach Morphium schreien.

Warum beißt er sich so an Lara fest? Ach, weil sie erst vorhin mit dem Arzt einen Kaffee getrunken hat? Weil sie den Herrn Doktor da doch leicht zu einem lächerlichen Namenskürzel in seiner Krankenakte hinter dem Stichwort „Morphium“ hätte bitten können? Weil es eigentlich ihre wichtigste Aufgabe war, während des Nachtdienstes dafür zu sorgen, dass die Patienten schmerzfrei schlafen konnten? Und galt das nicht für den auf Abruf zur Verfügung stehenden Arzt ebenso? Warum hat er nicht von vornherein der Schwester die Order gegeben, im Bedarfsfall Morphium zu spritzen? Haben sie wirklich geglaubt, eine Dosis Morphium würde ihn umbringen? Wenn es nur so wäre!

Veit fragt sich, ob der freigesetzte Zorn nur ein Teil des in ihm aufgestauten Frustes ist. An sich ist es vielleicht gut, dass die Wut rauskommt, aber wie viel Zorn steckt da noch in ihm?

Schon einige Minuten später kommt Lara mit einer Injektionsspritze. Sie zieht seine Bettdecke beiseite und gibt ihm die Spritze – alles ist gut; sie breitet die Decke wieder über ihn und wünscht ihm einen festen Schlaf.

„Entschuldigung wegen der Umstände“, murmelt Veit.

„Alles normal. Umstände? I wo! Machen Sie sich keine Sorgen“, sagt sie und ihre Stimme verrät ihm, dass sie das auch so meint. „Gute Nacht. Wenn Sie am Morgen wach werden, dann schlafe ich bereits, und wir sehen uns erst am Abend wieder. Tschüss!“

Nachdem sie das Licht ausgeknipst hat, schlurft sie aus dem Zimmer. Die Tür zum Flur lässt sie einen Spalt weit offen. Er legt sich auf die rechte Seite und zieht die Bettdecke straff über sich. Er ist froh, dass Lara ihm nicht böse ist. Gleichzeitig könnte er sich vor den Kopf schlagen, weil er ständig solche Art unsinniger Gedanken ausbrütet. Er scheint es nicht lassen zu können: Diesen ach so eingefleischten Wunsch, diese Besessenheit, bei allen beliebt zu sein.

Er denkt an frühere Jugendzeiten, an die unbeschwerte Zeit am Marshallbrunnen in Frankfurt, wo er mit den Gammlern und Provos erste jugendliche Abenteuer erlebt hatte – eine Zeit der Reisen ins ferne Ausland, auf dem Hippie Trail, eine Zeit, als sie wild und voller Hoffnung auf eine bessere Welt nächtelang debattierten und Gesellschaftspläne entwarfen. Dann denkt er an mich und meinen Spitznamen, Keks, und an all die anderen. Und er beschließt, wenigstens mich ausfindig zu machen, dann, wenn es ihm besser gehen würde.

Er schließt die Augen und hofft zumindest in seinen Träumen, dass er wieder gehen kann. Irgendwann vielleicht auch wieder joggen.

Gerd legt ein Lesezeichen in sein Skript und legt sich schlafen. Seine Augen sind ihm jetzt schon einige Male zugefallen. Er schließt sie und hofft auf einen tiefen Schlaf. Es klappt für die Hälfte der Nacht. Dann steht er auf, macht sich einen Tee und liest weiter, wo er vor vier Stunden das Lesezeichen hineingelegt hatte.

[In diesem Berichtsabschnitt werden folgende Bewusstseins- und Daseinszustände von Veit beschrieben: Ein 84-jähriger Mitpatient mit Oberschenkelhalsbruch zeigt ihm, was hoffnungsvolle Zuversicht und bewusster Zweckoptimismus für die

physische wie psychische Heilung bedeuten; Veit staunt, wie der alte Mann an die Reha-Maßnahmen herangeht.

Allerdings fragt sich Veit auch, warum man ihn überhaupt gerettet hat, wer seinen das Recht auf diesen Eingriff gegeben hat. Welcher Chirurg hatte sich das Recht herausgenommen, über sein Weiterleben zu bestimmen, nur um sein chirurgisches Können und Ego zu bestätigen?

Erneut überkommen Veit Suizidgefühle, weil ihm ein Leben als Behinderter nicht lebenswert erscheint.

Dann erfüllen ihn ganz persönliche Erinnerungen an längst vergangene zwischenmenschliche Beziehungen, an Freundschaften, aber auch an bedrückende Zeiten der Einsamkeit. Jetzt, in diesem abstrusen Zustand der absoluten Hilflosigkeit, hilft ihm nur noch Betäubung durch Morphin.]

Aus Gerds Skript:

Ich frage mich manchmal, was sich in unserem Kopf alles so abspielt. Geht es um handfeste Interessen? Geht es um Phantasien? Gibt es Krankheiten, die den Kopf befallen, ohne dass man es weiß oder gar sieht? Stellt sich mein Sohn auch solche Fragen? Was würde passieren, wenn er seine Suizid-Drohung wahr macht? Würde er enden wie Veit? Im Rollstuhl? Wie Veit mir später berichtete, war seine nächste Station ein weiterer Reha-Aufenthalt:

Veit ist nun bereits das zweite Mal in diesem Jahr in der Reha-Klinik. Von März bis Mitte Mai hatte man ihm beim ersten Reha-Aufenthalt alles beigebracht, was man für ein selbständiges Leben im Rollstuhl wissen und trainieren musste. Für die Zeit danach hatte ihm der Sozialdienst eine behindertengerechte Wohnung besorgt; deshalb musste er ein paar Wochen länger als üblich in der Klinik bleiben.

Dieses Mal wird er voraussichtlich nur vier Wochen bleiben, denn er kommt noch nicht mit der Selbstständigkeit zurecht. Er will in diesem Moment mit seinem Rollstuhl aus dem Speisesaal fahren, bleibt jedoch mit einer Ecke am Stuhl von Manni hängen.

Ein anderer Patient hatte Veit berichtet, dass Manni nicht das erste Mal hier ist. Er leidet an einer schizophrenen Störung und ist schon mehrmals von seinem Balkon gesprungen, und zwar im Auftrag der Stimmen in seinem Kopf.

„Was machen die Beine?“, fragt er Veit augenzwinkernd. „Wollen die wieder mal weglaufen und ecken hier an?“

Veit stellt sich vor, wie Manni, den er bisher ohne schizophrene Anzeichen erlebt hat, den Befehlen dieser unsichtbaren Diktatoren in seinem Kopf gehorchen muss. Warum kann er sich nicht dagegen wehren? Veit hatte in einem längeren Fachartikel eines Psychiaters gelesen, dass es möglich sei, Zwänge zu überwinden und selbst Einsicht in das zu erlangen, was zu dieser Zwanghaftigkeit geführt habe. Was folgen würde, wäre ein ausgeglicheneres, ruhigeres, entspannteres Leben.

Würde Manni ihn verstehen, wenn er ihm erzählen würde, was er getan und warum er es getan hatte? Veit hat das Gefühl, dass Manni ihn verstehen würde. Auch wenn er ihm von der Angst erzählen würde, von den schrecklichen Beklemmungen und dem unerbittlichen Druck der Angst, die sein Leben beherrschen. Und dass sich Veit vor diesen unsichtbaren Mächten fürchtete.

„Den Beinen geht es gut“, sagt Veit. „Sie haben ihre ewige Ruhe gefunden. Nur dort, wo sie mir fehlen, machen die Unsichtbaren sich mit Schmerzen bemerkbar. Wie geht es dir?“

Manni schaut Veit nachdenklich an, bevor er antwortet: „Weißt du, meinen Befehlsgebern im Kopf geht es immer gut, aber wenn sie zu brüllen anfangen, geht es mir schlecht. Seit ich mein Medikament regelmäßig nehme, schreien sie mich nicht mehr so oft an.“

Veit hört sich eine Weile den sachkundigen Bericht von Manni an, als sei dieser der Psychiater und er der lernwillige Schizophrene. Manni drückt sich sehr gewählt und intelligent aus, und Veit erinnert sich, dass Intelligenz und Wahnsinn häufig als enge Verwandte gelten. Es ist kein scharf bewachter Todesstreifen, der zwischen außergewöhnlich klug und völlig bekloppt verläuft. Trotzdem kommt sein Klinikgenosse ihm keineswegs völlig meschugge vor, auch nicht, wenn Manni von diesen Stimmen in seinem Kopf berichtet, die ihn zwingen, vom Balkon zu springen. Veit hört ihm aufmerksam zu.

„Weißt du, mal höre ich lange Zeit nichts von diesen Stimmen, und dann kann ich alles machen, was man halt so macht: arbeiten, lesen, Sport treiben, einkaufen; ich kann Musik hören und mich konzentrieren. Wenn sie aber plötzlich anfangen, mich anzubrüllen und Befehle zu erteilen, wird es unerträglich."

„Sie brüllen dich an?"

Manni nickt.

„Vielleicht eine dumme Frage, aber würde es helfen, wenn du zurückbrüllst?"

Manni schaut Veit erst entgeistert an. „Die übertönen mich, was denkst du!" Dann legt sich sein Erstaunen, und Veit meint, eine Art Erleichterung bei ihm zu entdecken. Ihm scheint es zu gefallen, dass sich Veit ernsthaft für sein Problem interessiert. „Sie schreien so laut, dass es mich völlig verrückt macht." Beim Wort „verrückt" lacht er schrill auf.

„Und wenn du laute Musik anstellst?"

Manni schüttelt entschieden den Kopf. „Du hast keine Vorstellung, wie laut die Burschen in meinem Kopf rumtoben können. Die machen einen unerträglichen Krach. Erst wenn sie einen bestimmten Befehl erteilen, halten sie die Klappe."

Veit stellt sich unwissend. „Sie erteilen dir Befehle?"

„Ich kann nichts dagegen tun und muss es aushalten, kann versuchen ihre kreischenden Stimmen zu überhören, kann mich ablenken und rausgehen, um einzukaufen oder jemanden zu besuchen. Aber sie sind mächtiger. Und unüberhörbar. Wenn es zu viel wird, muss ich tun, was sie verlangen."

Veit stellt sich weiter unwissend. „Verlangen sie Unmögliches?"

„Nein, alles ist möglich. Ich muss es dann tun. Muss ihrem Befehl gehorchen."

„Was befehlen sie dir denn?

Manni schaut Veit mit wässrigen Augen an.

„Ist die Frage indiskret?", fragt Veit.

Manni schüttelt den Kopf und sagt stockend: „Sie haben … äh … nur einen Befehl."

„Welchen?"

„Spring!" Mannis bleiches, etwas aufgedunsenes Gesicht wirkt ernst. Er sitzt mit zusammengefalteten Händen am Tisch, seine Beine zittern jetzt, als hätte er ADHS, was ja durchaus sein kann. Jedenfalls hat er noch seine Beine. Veit gäbe alles, wenn er seine Beine auch irgendwo hyperaktiv unter einen Tisch strecken könnte.

„Und du bist wirklich gesprungen?"

„Ja“, antwortet Manfred. „Und das nicht nur einmal. Schon drei Mal. Immer vom Balkon runter. Und ich habe leider drei Mal überlebt.“

Beide schauen auf den Tisch, als erwarteten sie von ihm eine tröstend-hölzerne Antwort.

„Hm“, sagt Veit, „drei Mal ist im Grunde drei Mal zu viel.“ Aber insgeheim kann er seinen Klinikgenossen bestens verstehen.

„Und weshalb bist *du* eigentlich hier?“, fragt ihn Manni.

Veit merkt, dass es kein Problem ist, ihm die Wahrheit zu erzählen. Ganz im Gegensatz zu vielen anderen Gelegenheiten, bei denen er sich entschieden hatte, gegenüber einer ihm unbekannten Person einen Verkehrsunfall vorzuschützen.

„Ich will es dir sagen“, beginnt Veit, so als brauche er eine gewisse Überwindung. „Auch ich bin gesprungen. Bin vor einen fahrenden Zug gesprungen.“ Veit sagt es in einem ruhigen, fast sachlichen Ton. Er empfindet bei diesem Satz keinerlei Scham. Manni schlägt sich entsetzt die Hände vors Gesicht und stößt ein etwas zu lautes „Mein lieber Himmel!“ aus. Die Tischnachbarn von gegenüber schauen von ihrem Kartenspiel für einen Augenblick auf.

Noch im selben Moment laufen Manni Tränen übers Gesicht. Die Nachbarn interessieren sich nicht mehr für die beiden, aber Veit plagen nun Gewissensbisse: Hatte er durch sein Bekenntnis am Ende die Stimmen in Mannis Kopf aufgeweckt?

„Wie schrecklich“, stammelt Manni leise, um nicht noch einmal die Tischnachbarn auf sich aufmerksam zu machen. „Und wie viele Male hast du es überlebt?“

„Einmal“, sagt Veit und macht eine wegwerfende Handbewegung, als ob er sagen wolle, es sei nicht der Rede wert. „Hauptsache, wir leben noch, oder?“ Er weiß, dass das so nicht stimmt, jedenfalls nicht für ihn. Denn noch immer hat er Todessehnsucht. Aber für Manni bagatellisiert er gerne sein eigenes Schicksal.

Manni schaut zweifelnd, dann antwortet er: „So kann man es sehen: Hauptsache: man lebt noch. Nebensache: man wartet auf den nächsten Befehl.“

„Für mich sind die Schmerzen in meinen Beinen das eigentliche Problem“, versucht Veit seinen Kumpel abzulenken. „Im Rollstuhl zu sitzen, das geht ja noch. Immerhin kann ich noch alles bewegen, alles funktioniert noch.“ Veit deutet mit der Hand schmunzelnd unter seine Gürtellinie.

Manni entspannt sich und grinst sogar für einen Augenblick.

„Die heftigen Schmerzen in meinen nicht vorhandenen Beinen rauben mir den letzten Nerv“ fährt Veit fort. „Im Krankenhaus haben mir die Ärzte gesagt, dass sich dagegen nichts weiter unternehmen lässt, als Morphium und andere Opiate zu nehmen.“

Manni schaut auf das, was von Veits Beinen übrig ist. „Dazu sagt man doch Beinstümpfe, oder?“

Veit nickt zustimmend, obwohl er die in dem Wort „Stümpfe“ mitschwingende Abwertung missbilligt. Auch Manni scheint der Begriff unangenehm zu berühren, jedenfalls schaut er zweifelnd.

„Schau nicht so irritiert. Stümpfe hin oder her – es sind meine Beine!"

„Na sicher doch", sagt Manni, „zweifellos sind und bleiben es deine Beine. Deine Beine, die du nicht mehr hast, die amputiert sind. Wo sind die jetzt eigentlich?"

„Weg sind sie. Wo sollen sie sonst sein?"

„Weg ist kein Ort!", raunt Manni. „Weg ist ein Zustand."

„Hm, du meinst, die müssten noch irgendwo sein?", fragt Veit.

„Sicher doch. Man hat die begraben. Jeder Körperteil wird begraben."

„Bist du sicher?"

„Ganz sicher. Die müssen irgendwo in einem Grab liegen, und da warten sie auf den Rest des Körpers. Wie die Stimmen in meinem Kopf, so rufen auch sie."

„Wonach rufen sie?" Veit schaut Manni erwartungsvoll an. *Spring!* werden sie wohl nicht rufen.

„Sie rufen nach deinem Körper, nach dem Teil deiner Beine, der noch zu ihnen gehört."

Seine Erklärung versetzt Veit in ohrenbetäubendes Schweigen.

„Erst dann, wenn alles wieder komplett ist, werden deine Schmerzen aufhören."

[Veit begegnet später in einer weiteren Rehabilitationsmaßnahme Manni, einem Mitpatienten, der an einer schizophrenen Störung leidet. Er ist schon mehrmals auf Befehl seiner Befehlsgeber in seinem Kopf vom Balkon gesprungen, hat

jedoch immer wieder überlebt. Veit überlegt, ob er diesem Patienten sein Schicksal mitteilen kann, als Manni ihn fragt, was ihn denn in die Reha-Klinik verschlagen hat.

Veit entschließt sich, über sein Schicksal „auszupacken", und er schildert sein Leid mit dem missglückten Suizid und den zurückgebliebenen Beinen, von denen er nichts mehr hat – außer Phantomschmerzen.]

Aus Gerds Skript (Bericht vornehmlich aus Gerds alleiniger Perspektive):

Veit saß an diesem Tag als letzter Reha-Patient im Speisesaal, es hatte Vanillepudding zum Nachtisch gegeben, und er war einfach etwas länger in seinem Rollstuhl sitzen geblieben und hatte den Küchenhelferinnen beim Aufräumen zugeschaut. Er hatte die Wahl gehabt, vor Weihnachten aus der Klinik entlassen zu werden oder über die Feiertage bis hinein in die erste Woche des neuen Jahres zu bleiben. Er hatte sich für letzteres entschieden.

Jetzt, kurz vor Ende des alten Jahres, dachte er an seine früheren Freunde, auch an mich. Ob er mich, Gerd, irgendwie ermitteln könne? Er kannte mich noch unter meinem Spitznamen „Keks". Er entsann sich an eine alte WG-Anschrift in Westberlin, Clausewitzstraße 2, wo er zwei Mal zu Besuch gewesen war. Er schrieb auf die Schnelle einen Brief, erinnerte an die Jahre 1966 bis 1969, unsere gemeinsame Jugendzeit, und wünschte noch im Nachhinein ein frohes Fest. „Und komm gut ins Neue Jahr. Ich hoffe, dass dich mein Brief noch vor Silvester erreicht.". Er schrieb keine einzige Zeile zu seinem Schicksal. Zum Schluss schrieb er: „Eigentlich wäre es ein Wunder, wenn dich mein Brief erreicht. Ich hoffe es stark, denn ich würde dich gerne wiedersehen!"

Das Wunder trat nicht ein, der Brief kam mit dem Vermerk „Unbekannt verzogen" zurück.

Es waren jetzt noch vier Tage bis Silvester.

Veit schlug die *Frankfurter Rundschau* auf. Achtzehn Jahre zuvor hatte ich für die *FR* geschrieben. Ich hatte noch gute Kontakte in die Redaktion. Und so war es zu einem Interview mit mir über unser Umwelt-Bildungsinstitut gekommen, das in den überregionalen Teil übernommen wurde.

Das Interview wurde auf einer dreiviertel Seite gedruckt; allein ein Viertel davon füllte ein Foto aus, das mich mit einer Gruppe Kursteilnehmern vor unserem Umwelt-Messzug, einem umgebauten großen Mercedesbus, zeigte. Auf dem Zeitungsfoto starrten wir gebannt auf einige Reagenzgläser.

Und nun starrte Veit wie gebannt auf das Foto, denn er hatte mich erkannt; dazu erinnerte er sich an meinen im Artikel genannten Nachnamen. Zwar hatte ich das Jungenhafte wie auch den Schnauzbart längst hinter mir gelassen, aber der Rest stimmte noch. Er suchte im Telefonbuch das Weiterbildungsinstitut heraus und wählte die Nummer.

Das war der Augenblick, als mich von unten aus dem Sekretariat Frau Wenzel anrief: „Herr Lohra, ein privater dringender Anruf; der Herr nannte nur seinen Vornamen Veit und meinte, wenn ich dazu »Provo« erwähne, wüssten Sie Bescheid."

Natürlich wusste ich sofort Bescheid und übernahm das Gespräch. „Gerd Lohra hier, ist da Veit aus alten Zeiten?", meldete ich mich.

Am anderen Ende der Leitung lachte eine Stimme auf und antwortete: „Gute alte Zeiten, ja, ja, ja, hier ist Veit."

„Mensch alter Kumpel, wie geht es dir? Ewig nichts voneinander gehört!"

„Ich dachte schon, dich nicht mehr ausfindig machen zu können. Ich hatte an deine Berliner Anschrift geschrieben. Aber vor ein paar Wochen kam der Brief zurück mit dem Vermerk »Unbekannt verzogen«. Und jetzt stolpere ich in der *Rundschau* zufällig über das Interview mit dir. Meine Güte, was eine rasante Karriere – und dazu noch eine gute Sache, wie es scheint."

„Ja, es gibt viel zu berichten. Wie geht es dir? Was machst du?"

„Ach, mir geht es den Umständen entsprechend."

„Das klingt nicht gerade berauschend", sagte ich.

Er lachte am anderen Ende der Leitung. Dann sagte er: „Es ist einfach viel zu viel, was wir uns zu berichten haben. Lass uns einfach bei einem Treffen unsere Lebensgeschichten erzählen."

„Am besten, wir treffen uns mal bei mir. Wie sieht es bei dir am kommenden Wochenende aus?"

„Gut sieht es aus. Komme ich bei euch einfach die Tür hinein oder gibt es eine Treppe?"

„Wie meinst du?"

„Ich habe einen ständigen Begleiter, weißt du", lachte er. „Ich komme mit Rollstuhl."

„Oh, das tut mir leid", sagte ich, „Bein gebrochen oder …?"

„Nein, Beinbruch ist ausgeschlossen", unterbrach er mich. „Ich erkläre es dir vor Ort. Aber sag: Gibt es eine Treppe zu überwinden?"

Ich beschrieb ihm unseren Eingangsbereich mit der Vorgartentür und einer Stufe, einem kleinen geraden Bereich vor den Briefkästen, dem die sechsstufige Treppe folgte, dem kleinen Zwischenplateau, der weiteren Stufe zum Flur bis hin zur Wohnungstür. Während ich dies schilderte, wurde mir bewusst, dass es für einen Rollstuhlfahrer ein schwer zu überwindendes Hindernis ist.

„Was hältst du davon, wenn wir uns im Umweltzentrum treffen? Dort kannst du ungehindert hineinfahren, und im EG-Bereich gibt es eine Rampe neben der Haupttreppe. Ich könnte dir dann gleich zeigen, was wir dort machen, wenn es dich interessiert."

„Natürlich interessiert mich alles, was mit Umweltschutz und Ökologie zu tun hat. Ja, eine gute Idee, wann wäre dir mein Besuch recht?"

„Komm doch morgen Vormittag, da habe ich keine Termine außer den kleinen üblichen Unterbrechungen, die wir beide locker überstehen werden, nachdem wir in alten Zeiten schon viel mehr überstanden haben."

Veit und ich lachten, und er sagte zu.

Kaum hatte ich aufgelegt, wurde mir bewusst, dass ich vergessen hatte, nach seiner Telefonnummer zu fragen. Man konnte ja nie wissen, ob nicht doch etwas dazwischenkommen würde.

Und genau in diesem Moment fiel mir ein, warum mein morgiger Terminplan am Vormittag so angenehm leer geblieben war. Ich hatte die Zeit freigehalten, um dem Unterricht von Jürgen Bartum, dem bekannten Verkaufs-Coach, beizuwohnen. Nicht, um ihn auf seine pädagogische und fachliche Werthaltigkeit hin zu kontrollieren, sondern einfach, weil bereits in den vergangenen Kursen die Teilnehmer von Bartums Seminar geschwärmt hatten.

Offensichtlich war er zu Recht der teuerste Referent, den meine Bildungseinrichtung jemals bezahlen musste. Er erhielt für die von ihm hervorragend geleisteten vier Tage eine Pauschale von 5.500 DM. Nach diesen Tagen waren die Teilnehmer für mindestens zwei Wochen in Hochstimmung und sich absolut sicher, dass sie sich und ihre „gute Ware Umweltschutz“ in der Zukunft würden gut verkaufen können.

Ich beschloss, gemeinsam mit Veit dem begehrten Herrn Bartum zuzuhören, den ich so mühsam für unsere Kurse gewonnen hatte. Veit hätte gewiss nichts dagegen.

Einen Tag später legte ich die Tageszeitungen zur Seite und trank in meinem Büro gerade eine Tasse Kaffee, als Frau Wenzel meinen Freund Veit ankündigte. Ich nahm vom ersten Stock aus die Treppe zum Erdgeschoss, hechtete hinunter und sah ihn bereits im Flur in seinem Rollstuhl sitzen. Seine Beine fehlten. Er sah mich mit großen Augen an und ich ihn. Dann beugte ich mich etwas hinunter und wir umarmten uns innig.

„Bereit für einen Kaffee oder magst du lieber einen Tee oder Saft?“, fragte ich und wollte ihn im Rollstuhl in Richtung der Bibliothek schieben, aber er sagte: „Lass mal, ich kann mich gut selbst voranbringen.“

Ich erklärte ihm, dass in einer halben Stunde das Bartum-Seminar beginnen und ich gerne daran teilnehmen würde. Er war sofort einverstanden, mit mir gemeinsam hineinzugehen. Nun aber tranken wir erst einmal ein Käffchen.

„Wir haben später ja noch genug Zeit, uns unsere Geschichten zu erzählen“, sagte Veit.

„Wir laufen uns nicht weg“, bestätigte ich, ohne an die Kuriosität meines Satzes zu denken, denn Veits Beine fehlten ja.

In den verbleibenden dreißig Minuten erzählte mir Veit von seinem gescheiterten Selbstmordversuch und ließ die Ursache hierfür durchschimmern – seine anhaltenden Depressionen aufgrund seines gescheiterten Lebenskonzeptes. Es war klar, dass wir viel Redebedarf hatten, aber es auf einen späteren Zeitpunkt verschieben mussten. Denn nun kam schon der Referent, und wir begleiteten Herrn Bartum in den Unterrichtsraum, in dem bereits 27 Kursabsolventen warteten.

Im viermaligen 45-Minuten-Takt wurden wir in eine faszinierende Welt der Psychologie und des Werbens um Aufmerksamkeit für ein Produkt eingeführt. Die Zeit verging im Flug. Bartums Unterrichtsweise war berauschend.

Es ging weniger um Tricks und Verkaufsraffinessen, als um das Wissen darüber, warum, wofür und in welchem Maße wir Menschen bereit sind, Interesse für eine bestimmte Sache zu entwickeln. Bartum arbeitete sehr anschaulich – in Wort- und Projektionsbildern.

Die Begriffe „Werbung“, „Selbstdarstellung“ und „Verkauf“ waren in meiner Wahrnehmung bisher eher mit einer gewissen „Unanständigkeit“ verknüpfte Worte gewesen. Schlagartig erkannte ich, dass ich instinktiv jedoch genau mit all diesen Dingen zur Durchsetzung meiner unternehmerischen Konzepte bereits lange operierte. Bartum machte uns bewusst, dass Überzeugungsarbeit für ein gutes Produkt nicht nur einen ideellen Wert habe, sondern auch unerlässlich sei, um eine gute Sache gut voranzubringen. Werbung an sich war nichts „von Natur aus" Schlechtes.

Natürlich behandelte er auch die misslichen Seiten der Werbebranche. Was jedoch Hauptzweck seines Seminars war, blieb bei uns hängen: „Verkaufen" sei in der Menschheitsgeschichte seit jeher gang und gäbe. Es käme darauf an, *was* man verkaufe und ob man den Käufer über das Produkt täusche oder wahrheitsgemäß informiere. Für den Käufer sei es hingegen wichtig, auf welche Weise er erkennen könne, ob er getäuscht oder wahrheitsgemäß informiert würde. Bartum verriet uns ein ganzes Arsenal an Strategien und psychologischen Knackpunkten, auf die zu achten sei.

Veit und ich waren nach dieser Session aufgekratzt und unheimlich positiv geladen. Spontan entschloss ich mich, Jürgen Bartum und Veit zum Italiener zum Mittagessen einzuladen. Da der Referent ein psychologisch geschulter und lebenserfahrener Mann von Mitte Fünfzig war, dauerte es nicht länger als bis zum Abräumen des Vorspeisen-Geschirrs bis er Veit fragte: „Und worin sehen Sie Ihre Lebensperspektive nach der Tragik des Verlustes Ihrer Beine?"

Veit hatte von „der Tragik des Verlustes seiner Beine" bislang bei Bartum kein Wörtchen verlauten lassen. Aber jetzt fühlte er sich durchschaut und packte aus. Bartum hörte ihm zu und sagte: „Bringen wir es mal auf den Punkt: Haben Sie Lust, weiterzuleben oder nicht?“

Veit schaute ihn verblüfft an: „Manchmal würde ich gerne Schluss machen, wie es seit Langem mein Plan ist. Aber gerade heute, in Ihrem Seminar, habe ich mich sehr wohl gefühlt.“

„Was Ihnen fehlt, ist eine positive Aufgabe, etwas, wofür und woran Sie arbeiten müssen, etwas, was Sie motiviert, etwas, was Sie fesselt und nicht mehr loslässt“, sagte Bartum und schaute ihn eindringlich an. „Ist Ihnen der Schutz der Umwelt es nicht wert, sich als Umweltinformatiker einer wichtigen Sache zu verschreiben? Denn dazu brauchen Sie keine Beine, sondern ihren Kopf und die Hände, um etwas zu programmieren.“

Dieses Mittagessen bei Pasta und italienisch zubereiteten Kalbfleischrouladen war der Wendepunkt in Veits Leben. Nach der Verabschiedung von Bartum, der seitdem in jedem Kurs Bestandteil des Lehrprogramms war, saß ich noch eine Stunde mit Veit zusammen. Er erzählte mir von seinen letzten Stationen und bekundete sein Interesse, bei uns eine Weiterbildung zu beginnen.

Da er nicht als Arbeitsloser gemeldet war, kam eine Finanzierung über die Arbeitsverwaltung nicht in Frage.

„Erkundige dich beim Landesversorgungsamt“, empfahl ich ihm. „In vier Wochen beginnt ein neuer Kurs und wir würden dich noch aufnehmen können.“

Bereits eine Woche später erreichte uns die Anfrage des Landesversorgungsamtes, ob und zu welchen Konditionen wir einen behinderten Menschen im Rollstuhl für einen Umweltinformatik-Lehrgang aufnehmen könnten. Frau Wenzel schlug vor, den Konditionen des Arbeitsamtes einen Zuschlag von 20 Prozent zu verpassen: „Probieren kann man es ja."

Es klappte. Veit erhielt vom Amt wie auch von uns seine Bewilligung und natürlich auch eine amtliche Lebenshaltungspauschale in Höhe von rund 900 Mark monatlich. In vielen kleinen Etappen unterhielten wir uns im Laufe der folgenden Monate über die alten Zeiten und über jene, die Veit ohne mich erlebt hatte. Von Mal zu Mal spürte ich, dass sein Lebenswille wuchs und er mit der Vergangenheit abschloss.

Er fand Spaß an der neuen Weiterbildung zum Umweltinformatiker und arbeitete unter Dr. Comma in unserem Großprojekt „Umweltdatenbank" mit. Aber immer, wenn Jürgen Bartums Seminartage angesagt waren, bat er seinen Kursleiter darum, die Unterrichtseinheiten gegen das Bartum-Seminar tauschen zu dürfen, was ihm natürlich nicht auszuschlagen war. Veit war fleißig und holte den versäumten Unterrichtsstoff im Nu nach.

[Gerd schildert hier den hoffnungsvollen Neubeginn eines Lebens, das von nun an von Veit geschätzt wird – aber es zeigt sich auch, dass es nicht einer »abstrakten« Einsicht beim

Suizidgefährdeten, sondern handfester Hilfestellungen und mentaler Bestätigungen von außen bedarf, um zum Gelingen eines Neustarts mit neuem Lebensmut beizutragen.]

Gerds Abschlussbericht:

Veit erzählte mir von seinem Zustand vor dem »Großen Sprung«, wie er seinen Suizidversuch doppeldeutig nannte. Eine gewisse Zeit lang hatte er, wie er mir erzählte, ein Faible für Mao und den »Großen Sprung« gehabt. Irgendwie war die lockere Jugendzeit mit diesen so lustig-politischen Provo- und Gammler-Zeiten verstrichen.

Er hatte damals gehofft, man könne diese Zeiten wiederbeleben, wenn man nur genug meditiere und daran glaube. Dann scheiterten zwei Beziehungen und letztlich bewunderte er die Macht im Land der aufgehenden Sonne. Er bewunderte die blumige Sprache des Großen Vorsitzenden und den Ehrgeiz dessen, was sich im Programm vom »Großen Sprung« verkörperte.

Es dauerte zwei Jahre, bis er das unmenschliche Programm durchschaut hatte.

„Als ich begriff, das der Große Vorsitzende einen großen Sprung in der Schüssel hatte, war ich wohl das erste Mal depressiv. Bis dahin wusste ich ja nicht, was eine Depression ist. Doch ich wollte nicht mehr aus dem Bett aufstehen, hatte Probleme im Umgang mit anderen Leuten und all so einen Kram", sagte Veit.

Ich hörte ihm schon ein ganze Weile zu. Veit hatte das Bedürfnis, mir all das zu erzählen, was er seit Jahren in seinem Herzen trug. Ich hatte mir vorgenommen, ihm möglichst ohne Unterbrechung zuzuhören. Er begann mit seiner frühen Jugend:

„Ich war ein etwa elfjähriger Junge, als ich zu stottern anfing und mein Vater meinte, es sei vielleicht gut, wenn ich zu Gott beten würde. Das könnte mir helfen, über das Stottern hinwegzukommen. Ich war zwar protestantisch getauft, hatte aber nur ein eingeschränktes Wissen über die Kirche und die Bibel. In der Pubertät, als ich zur Konfirmation ging, änderte sich alles schlagartig.

Ich las die Bibel und die Zehn Gebote. Aber es passierte noch etwas Entscheidendes: Ich fand alles über den unmenschlichen Krieg heraus, den unsere großartige Schutzmacht USA, unser angeblich so großartiges demokratisches Vorbild, in Vietnam führte. Da platzte mein Glaube an Gott wie eine Seifenblase.

Als vierzehnjähriger Schüler stotterte ich immer noch. Freundschaften waren wohl aus diesem Grund bis dahin Mangelware. Doch nun fand ich am Marshal-Brunnen Anschluss an weitgereiste Jugendliche in meinem Alter, Gammler mit langen Haaren, Parkas und dem Peace-Abzeichen.

Sie zogen um die Welt mit nur einem Schlafsack und Rucksack, verweigerten sich dem Leistungsstress und schienen glücklich und zufrieden zu sein. Ich traf Hippies, die von einem gemeinsamen Leben in einer Kommune träumten. Dann traf ich auf dich und die eher politisch motivierten Provos. Und keiner von euch allen störte sich an meinem Stottern. Ich fühlte mich unter euch das erste Mal in meinem Leben frei. Es war wie ein Wunder – ganz ohne Beten verschwand mein Stottern."

Veit sah mich an und ich schwieg. Dann hob er erneut an und erzählte weiter: „Ich will die Zeit danach überspringen und nur sagen, dass ich in den letzten Jahren immer öfter von Depressionen überwältigt wurde.

Merkwürdigerweise kehrten die Worte meines Vaters, der inzwischen nicht mehr lebte, in mein Gedächtnis zurück: Vielleicht sei es gut, wenn ich doch zu Gott beten würde. Vielleicht könnte es mir helfen, den Weg aus den Depressionen herauszufinden. Also betete ich wieder. Aber meine Depressionen blieben. In der Hoffnung, daraus eine gewisse Kraft und Energie beziehen zu können, hielt ich, trotz des Ausbleibens greifbarer Ergebnisse, am täglichen Gebet fest."

„Hat es denn irgendwann geholfen?", fragte ich, nur um nicht teilnahmslos zu wirken. Denn ich nahm mich lediglich zurück, um ihm Gelegenheit zur vollen Reminiszenz zu geben.

„Gerade das Beten zu Gott nährte in mir die Hoffnung, dass alles einmal besser werden würde. Erst kurz vor dem Tag, an dem ich beschloss, mich vor den Zug zu werfen, ließ ich die Hoffnung auf Gottes Hilfe fahren. Eigentümlicherweise kann ich mich an das letzte Gebet in den Tagen vor dem Sprung nicht mehr erinnern. Ich denke, dass ich mich da schon innerlich von ihm verabschiedet hatte."

Wir unterhielten uns noch zwei volle Stunden, in denen er mir über die Zeit nach seinem Sprung berichtete. Ich hörte heraus, dass er bis vor Kurzem wohl noch an einen neuen »endgültigen« Suizid gedacht hatte, dass er aber an unserem Lehrgang Gefallen gefunden hatte.

Was jedoch viel entscheidender war: Er hatte in unserem Referenten Jürgen Bartum einen väterlichen Freund gefunden, einen Experten in Sachen »Wie komme ich vom bloßen Überleben zum Leben«, einen Coach zum Thema »Finde dein Glück, indem du andere glücklich machst!«

„Könnt ihr auch privat miteinander oder ist eure Freundschaft eher auf der Seminarebene angesiedelt?“, fragte ich Veit.

„Wir sind gute Freunde. Wenn meine oder seine Seminar-Zeit einmal abgelaufen ist, werden wir weiter zusammenhalten. Stell dir mal vor, was er mir neulich vorschlagen hat!“

Ich sah Veit gespannt an. „Na, sag schon – was?“

Veit schaute mich abwartend an.

„Nun sag endlich, was Bartum dir vorgeschlagen hat?“

„Ich solle den Lehrgang bei dir erfolgreich abschließen und danach an seiner Seite als Motivationstrainer weitermachen. Dazu müsse ich natürlich mein eigenes Leben im Rollstuhl meistern und seinem Klientel – Managern und leitenden Angestellten – als Vorbildfunktion dienen.

Dann könnte ich meine Erkenntnisse zu Depressionen und Suizidgedanken mit den dazugehörigen Erkenntnissen der Psychologie anreichern. Meine Seminare, die ich später vielleicht selbständig anbieten könne, würden gewiss ein erfolgreiches Verkaufsmodell, vielleicht sogar ein Renner nach dem Motto: Ein Suizid-Überlebender und Rollstuhlfahrer lehrt Managern, die im prallen Berufsleben stehen, das Überleben."

„Das klingt nicht schlecht. Auf Anhieb glaube ich, dass du in diesem Rahmen und für dieses Klientel wirklich ein neuartiges und absolut erfolgreiches Coaching-Seminar entwerfen und anbieten kannst."

Zwei Jahre später standen Berichte über Veits Erfolgsseminare in vielen Zeitungen und sogar im *Playboy*.

*

Arnes Vater legt an diesem Abend sein Skript zur Seite und sieht für seinen Sohn einen Hoffnungsschimmer am Horizont. Nichts scheint vergebens, solange man es nicht versucht hat. Auch für die Krankheit gilt: Wer den Kampf nicht aufnimmt, hat bereits verloren.

Gerd muss daran denken, dass Menschen mit dieser Art Vielfacherkrankungen in ihrer alltäglichen Lebensumgebung oftmals auf wenig Verständnis stoßen und in irgendeine Schublade gesteckt werden. Die sich daraus ergebende Einsamkeit macht ihnen zusätzlich zu schaffen.

Sein Blick fällt auf den Gedichtband neben seinem Bett, in dem er erst gestern ein Poem von Hermann Hesse gelesen hat. Er schlägt den Band noch einmal auf und liest das Gedicht, wobei ihn gestern der Satz »Jeder ist allein« so sehr bewegt hat.

Und doch blieb Hermann Hesse eine Antwort auf die Frage von Gerd schuldig: „Kann das sein, ist wirklich jeder allein?"

Vielleicht würde Hesse antworten: „Nur im Nebel, Herr Lohra, ist jeder allein!“

[Arnes Vater hat in Veits gesundheitlichen Verstrickungen und in seiner suizidalen Obsession in Teilen das Problem seines Sohnes wiedererkannt und deshalb Hoffnung für Arne aus dem Niedergang und dem »Wiederaufstehen« Veits geschöpft. Wenngleich die Krankheitsverläufe beider Personen nicht vergleichbar sind, so wirft Veits Lebensverlauf nach dem Sprung ins Gleisbett doch eine enorme Kraft an Zuversicht ab.

Besonders erwähnenswert scheinen Gerds abschließende Gedanken zu sein, dass Menschen mit Vielfacherkrankungen in ihrer alltäglichen Lebensumgebung oftmals auf wenig Verständnis stoßen und in irgendeine Schublade gesteckt werden – und dass die sich daraus ergebende isolierende Einsamkeit ihnen zusätzlich zu schaffen macht.]

Im Nebel

Seltsam, im Nebel zu wandern!
Einsam ist jeder Busch und Stein,
Kein Baum sieht den andern,
Jeder ist allein.

Voll von Freunden war mir die Welt,
Als noch mein Leben licht war;
Nun, da der Nebel fällt,
Ist keiner mehr sichtbar.

Wahrlich, keiner ist weise,
Der nicht das Dunkel kennt,
Das unentrinnbar und leise
Von allen ihn trennt.

Seltsam, im Nebel zu wandern!
Leben ist Einsamsein.
Kein Mensch kennt den andern,
Jeder ist allein.

Epilog I

Die hier kommentierte und eingeordnete Geschichte ist zu Ende. Das Leiden von Arne noch nicht. Aber jetzt, in der hoffnungsvollen Vision eines Epilogs, sitzt Arne bei einem einzigartigen Weltklasse-Psychiater und der sagt: „Tja, eine Depression ist ein fucking Event, junger Mann!"

Der Mann hat's drauf, glaube ich, denkt Arne.

Der Psychiater und Arne müssen bei Null anfangen, müssen aber möglichst schnell auf hundert kommen, denn erst von da an ist eine Diagnose für Arne vertrauenswürdig.

Arne schildert sein Leid: Die Trennung der Eltern, die tollen Brüder, er das schwarze Schaf, der Versager der Familie, immer das ADHS, die qualvolle Nicht-Lern-Schule, der Fußballunfall mit dem kaputten Fuß, die jahrelangen Schmerzen, das hilfreiche Cannabis, das Scheitern zweier Ausbildungsversuche als Notfallsanitäter und Erzieher, die nutzlosen Klinik-Aufenthalte, das gescheiterte Studium, die weitere Verstrickung in Alkohol- und Cannabis-Konsum, die täglichen schweren Depressionen.

„Sie nehmen also trotz der qualvollen Depressionen keine Antidepressiva und nehmen lieber Angstanfälle in Kauf?", fasst der Weltklassepsychiater zusammen.

„Ich habe kein Vertrauen in die Rockefeller-Tabletten!"

Der Sitzungsraum muss sich fünf Minuten lang eine Zusammenfassung von Rockefellers Gesundheitspolitik vor hundert Jahren und die gesamte falsche Weichenstellung der westlichen Medizin anhören. Der Raum nimmt es stillschweigend hin und auch der Arzt reagiert nicht aufgeregt, wirkt eher amüsiert, und fragt sachlich: „Was denken Sie, wie man Sie wieder vollständig ganz machen kann?"

„Mit Cannabis, beziehungsweise mit Cannabis-Öl mit einer persönlich abgestimmten Proportion des THC im CBD-Öl."

„Sie haben doch lange genug mit Cannabis experimentiert und es hat Ihnen nicht geholfen. Im Gegenteil, Ihr Leiden ist mehr geworden."

„Aber das Öl!"

„Ich stelle Cannabis nicht generell in Frage, doch Sie sollten auch nicht alles in Frage stellen, was ich Ihnen als erfahrener Psychiater vorschlage."

„Was wäre das?"

„Stellen Sie sich vor, Sie haben Bluthochdruck. Das ist eine heimtückische und durchaus gefährliche Erkrankung, wenn man sie nicht behandelt. Dafür gibt es Blutdrucksenker. Diese Tabletten müssen Patienten, die an einem genetisch bedingten, durch äußere Faktoren nicht beeinflussbaren Bluthochdruck leiden, lebenslang nehmen. Das ist nicht verhandelbar. Man kann in der Dosis je nach Lebens- und Diagnoselage variieren, das ändert nichts an der Therapie generell."

„Sie wollen mir sagen, dass ich von meinen depressiven Zuständen und den damit zusammenhängenden Folgeerscheinungen ohne Tabletten nicht loskomme?“

„So ist es.“

„Ich weiß langsam nicht mehr, wer ich bin, wem in mir ich glauben kann. In mir fühlt sich alles sehr verwirrt und unsicher an“, murmelt Arne mit wässrigen Augen.

Der Doktor reicht ihm Taschentücher und sagt fast verständnislos: „Was glauben Sie denn, wofür Verwirrungen da sind? Die Verwirrungsknoten in Ihrem Kopf wollen, dass Sie einen Lösungsweg finden. Es ist nicht immer sinnvoll, an der Verwirrung und an den Knoten zu verzweifeln – sie haben durchaus etwas Gutes, denn sie weisen Sie auf eine neue Erfahrung hin, die Sie aus dem Irrgarten, in dem Sie sich verlaufen haben, herausführen kann. Sie müssen etwas anderes probieren, nachdem all Ihre Eigenversuche gescheitert sind.“

Da hat er mit dem Irrgarten ein schönes Bild gezeichnet, der Weltklassearzt. Arne denkt darüber nach und hört auf, die Tränen kullern zu lassen. Er muss nicht an den Gedankenknoten verzweifeln, das klingt beruhigend. Er muss nicht alle Geister der Vergangenheit, Gegenwart und Zukunft umgehend verbannen, er kann auch mit ihnen leben, aber er soll etwas ausprobieren, was ihn von den lästigen und blockierenden Angst- und Depressionszuständen befreien kann.

„Aber Angst und Depris sind doch nur Symptome für etwas, mit dem ich innerlich endlich aufräumen muss. Mit dem unaufgeräumten Zustand in mir kann ich doch auf keinen Fall leben. Wenn ich

Antidepressiva nehme, dämpfe ich nur den Schmerz und beseitige nicht die Ursachen. Ich will aber die Ursachen beseitigen, um wieder ganz alleine gut leben zu können."

Der Weltklassearzt wirkt plötzlich ärgerlich: „Ich finde es durchaus löblich, dass Sie sich gegen Tabletten sträuben. Sie sind ein kritischer Mensch, und das ist auch gut so. Aber glauben Sie mir, es gibt Patienten, die würden alles für eine höhere Tablettendosis geben.

Aber auch hier muss man sorgsam auf die Umstände achten und kann nicht alles dem Patienten zuliebe freigeben. Das wäre nicht verantwortungsvoll. Wie gesagt, wer Herz- oder Blutdruckprobleme hat, nimmt die Tabletten einfach, weil sie helfen, und fragt nicht lange nach Nebenwirkungen, weil die Hauptwirkung bei Nichteinnahme gravierend wäre."

„Das kann ich ja nachvollziehen."

„Sehr schön. Dann können Sie gewiss auch nachvollziehen, dass ich nicht verstehe, weshalb Menschen bei psychischen Problemen nicht die gleiche Hilfe in Anspruch nehmen. Da soll immer alles ganz von alleine funktionieren. Das erwarten Sie doch von Ihrem Blutdruck auch nicht."

Irgendwie hat er ja recht, und doch fühlt es sich falsch an, denkt Arne und sagt: „Tabletten verdrängen das Problem doch nur."

„Stimmt nicht", antwortet der Arzt und fährt fort: „Dann würde Ihr CBD-Öl auch nur verdrängen."

Arne verdreht die Augen. Auch der Weltklassepsychiater verdreht die Augen und ergänzt: „Ich sage ja nicht, dass Sie für den Rest Ihres Lebens Antidepressiva nehmen müssen, aber ich halte es für keine gute Idee, nicht ein Mittel auszuprobieren, das erprobterweise hilfreich ist.

Nach einer Weile kann man mit dem CBD-Öl vielleicht nachsteuern – aber zuerst muss man wissen, ob es Ihnen mit den Pillen, die Sie völlig zu Unrecht verteufeln, nicht sehr viel besser geht."

Arne ist von dem Weltklassearzt fasziniert. Er ist abgebrüht und ungewohnt hart und sehr direkt und lässt sich von seinem Patienten nicht einlullen. Arne teilt ihm dieses Kompliment mit, sagt, dass er ihn interessant, aber auch anstrengend findet.

„Glauben Sie mir, ich finde es auch anstrengend mit Ihnen. Es ist enorm schwer an Sie heranzukommen. Nehmen Sie mein Angebot einfach mal an."

Arne nimmt an.

…Vision-Ende …

Epilog II

Arnes Weltklassepsychiater hat ihm noch etwas Wichtiges mit auf den Weg gegeben: „Suchen Sie nicht den einfachen Ausweg!"

Arne schaut unschuldig drein und zuckt, wie unwissend, mit den Schultern.

„Sie wissen, was ich meine", sagt der Psychiater. „Lassen Sie die Finger von Drogen und allen möglichen Ersatzdrogen. Ihr ADHS wird dadurch nicht besser, höchstens extremer."

„Ich werde es vielleicht schaffen, aber ..." Arne stockt.

„Aber was? Was Sie brauchen ist Selbstständigkeit: persönlich wie beruflich. Sie machen sich doch intensiv Gedanken zu Gesundheitsfragen. Sie haben eine Menge Vorwissen. Vertiefen Sie das und machen Sie es zu Ihrem Beruf. Zum Beispiel als Gesundheits-Coach."

Arne wird es versuchen.

Seine Eltern waren zwischenzeitlich bei einem Angehörigen-Treff in der Psychiatrie und haben viele Anregungen mitgenommen: Haften blieb eine Erkenntnis: Nicht immer konnten Kliniken und Therapien den ADHS-Patienten helfen. Insoweit muss man die Krankheit akzeptieren und als Angehöriger

LOSLASSEN ... ohne fallen zu lassen.

Die familiäre Anbindung ist und bleibt wichtig, ebenso wie eine gute Portion Distanz.

Epilog III

Nicht unerwähnt soll bleiben, dass der Zeitgeist, die gesellschaftlichen Um- und Zustände und das weltpolitische Klima den Menschen, die sowieso bereits mit depressiven Zuständen zu kämpfen haben, nicht förderlich ist.

Es ist kein Zufall, dass die sozial und politisch auseinanderdriftenden Interessen, die Schere zwischen Arm und Reich, die Atomisierung, die Vereinzelung innerhalb unserer westlichen Gesellschaften von einer auffälligen Häufung psychischer Krankheiten begleitet ist.

Solidarität, gegenseitige Hilfe und Verständnis können die Eskalationsspirale der zunehmenden psychotischen Ereignisse nicht unbedingt verhindern, aber im Vorfeld zu einer entschlosseneren Hilfestellung und Behandlung anleiten.

In diesem Sinne ist dieses Buch zu verstehen.

»Aber ich möchte nicht unter Verrückte kommen«, meinte Alice.

»Oh, das kannst du wohl kaum verhindern«, sagte die Grinsekatze: »Wir sind hier nämlich alle verrückt. Ich bin verrückt. Du bist verrückt.«

»Woher willst du wissen, dass ich verrückt bin?«, erkundigte sich Alice.

»Wenn du es nicht wärest«, stellte die Grinsekatze fest, »dann wärest du nicht hier.«

Lewis Carrol,
Alice im Wunderland

Dank

Dieses Sachbuch zu einem aktuellen medizinischen Themenbereich schien mir nötig, um in allgemeinverständlicher Form über Erkrankungen wie Depressionen, Borderline und das Aufmerksamkeitsdefizit und Hyperaktivitäts-Syndrom berichten zu können. Dazu wählte ich ein komplexes Fallbeispiel aus, was mir die Sache nicht einfacher machte.

Deshalb war ich besonders erfreut über jeden Rat und Hinweis meiner Freunde, meines Lektors und meiner graphischen Helfer. Ihnen und meinem beratenden Mediziner danke ich von ganzem Herzen.

Sich zu bedanken, ist mehr als Höflichkeit. Man zeigt damit Respekt und Anerkennung. In diesem Sinne darf ich namentlich Markus Bender, Alexandra, Steffi und Peter nennen.

Einen großen Motivationsschub für die Arbeit an dem vorliegenden diffizilen psychologischen Themenbereich gaben mir die Besuche bei der Familien-Selbsthilfe-Gruppe »Psychiatrie« – wobei ich aus Gründen des Patientenschutzes und der Notwendigkeit datenschutzrechtlicher Bestimmungen auf die Nennung näherer lokaler oder klinischer Einzelheiten verzichten möchte.

Ihr Jürgen Bodelle
im Frühjahr 2025

Weiterführende Literaturhinweise zu ADHS

Barkley, R. A. (2015). Attention-Deficit Hyperactivity Disorder: A Handbook for Diagnosis and Treatment. Guilford Press. (Ein umfassendes Standardwerk über Diagnostik, Ursachen und Behandlung von ADHS.)

Döpfner, M., Lehmkuhl, G. (2020). Hyperkinetische Störungen (ADHS) im Kindes- und Jugendalter: Ein integratives psychologisches Störungsmodell. Hogrefe. (Beschreibt detailliert psychologische Erklärungsmodelle und Therapieansätze.)

Laucht, M., Esser, G., Schmidt, M. H. (2010). ADHS im Lebenslauf: Entwicklungsverläufe, Ursachen, Interventionen. Springer. (Ein entwicklungspsychologischer Blick auf ADHS von der Kindheit bis ins Erwachsenenalter.)

Krowatschek, D. (2019). ADHS bei Kindern und Jugendlichen: Diagnostik, Ursachen, Therapie. Reinhardt Verlag. (Ein praxisnahes Buch für Eltern, Lehrkräfte und Therapeuten.)

Rothenberger, A., Döpfner, M. (2012). Hyperkinetische Störungen – ADHS bei Kindern, Jugendlichen und Erwachsenen. Hogrefe. (Ein Klassiker zur klinischen Diagnostik und Behandlung.)

ADHS-Literatur für Betroffene und Angehörige

Neuhaus, B. (2021). ADHS: So stärken Sie Ihr Kind: Das Selbsthilfeprogramm für Eltern. Kösel. (Bietet praktische Anleitungen für Eltern, um ihre Kinder im Alltag zu unterstützen.)

Hallowell, E. M., Ratey, J. J. (2013). Driven to Distraction: Recognizing and Coping with Attention Deficit Disorder. Anchor Books. (Ein leicht verständliches Buch über ADHS, besonders für Erwachsene.)

Sevecke, K., Klein, A. M. (2023). ADHS bei Erwachsenen: Symptome, Diagnostik und Therapie. Springer. (Behandelt ADHS im Erwachsenenalter und die besonderen Herausforderungen.)

Weiterführende Literaturhinweise zum Themenkomplex »Depression«

Hautzinger, M. (2013). Depression: Ursachen, Verlauf, Therapie. Beltz. (Ein Standardwerk zur psychologischen und neurobiologischen Perspektive von Depressionen.)

Berking, M., Rief, W. (2012). Klinische Psychologie und Psychotherapie der Depression. Springer. (Wissenschaftlich fundiert mit Fokus auf Psychotherapieansätze.)

Hirschfeld, R. M. A. (2001). Depression: The Mood Disease. Harper Perennial. (Eine verständliche Einführung in die Ursachen und Behandlungsansätze.)

Kupfer, D. J., Frank, E., Phillips, M. L. (2012). Major Depressive Disorder: New Clinical, Neurobiological, and Treatment Perspectives. Oxford University Press. (Neuere neurobiologische Erkenntnisse und Behandlungsansätze.)

Petzold, E. R., Beutel, M. E. (2021). Psychotherapie der Depression. Springer. (Detaillierte Darstellung therapeutischer Methoden, insbesondere kognitive Verhaltenstherapie (KVT).)

Nuber, Ursula (2006). Depression – die verkannte Krankheit. dtv. (Eine gut verständliche und umfassende Einführung in den Themenkomplex.)

Literatur zum Themenkomplex »Depression« für Betroffene und Angehörige

Häusler, M. (2020). Depression verstehen: Ein Ratgeber für Betroffene und Angehörige. Hogrefe. (Erklärt Ursachen und Behandlungsmöglichkeiten in verständlicher Sprache.)

Burns, D. D. (2018). Feeling Good: The New Mood Therapy. Harper. (Ein populärwissenschaftliches Buch, das auf kognitiver Verhaltenstherapie basiert.)

Hölzel, L. P. (2019). Raus aus der Depression: Ein Selbsthilfeprogramm basierend auf der KVT. Kösel. (Praxisnahe Selbsthilfestrategien für Betroffene.)

Solomon, A. (2013). The Noonday Demon: An Atlas of Depression. Scribner. (Eine tiefgehende, persönliche und wissenschaftlich fundierte Auseinandersetzung mit Depression.)

Wolfersdorf, M. (2022). Depressionen bei Jugendlichen und Erwachsenen: Ursachen, Symptome, Behandlung. Kohlhammer. (Speziell auf Depressionen in verschiedenen Lebensphasen ausgerichtet.)

Weiterführende Literaturhinweise zum Themenkomplex »Borderline«

Linehan, M. M. (2015). Kognitive Verhaltenstherapie der Borderline-Persönlichkeitsstörung. Junfermann. (Das Standardwerk zur Dialektisch-Behavioralen Therapie,DBT, die als wirksamste Therapieform für BPS gilt.)

Bohus, M., Schmahl, C., Lieb, K. (2020). Borderline-Störungen: Theorie und Therapie. Springer. (Ein umfassendes Werk zu den neurobiologischen Grundlagen und Therapieansätzen.)

Gunderson, J. G., Links, P. S. (2014). Borderline Personality Disorder: A Clinical Guide. American Psychiatric Publishing. (Wissenschaftlich fundierte Beschreibung von Diagnostik, Symptomen und Behandlung.)

Clarkin, J. F., Yeomans, F. E., Kernberg, O. F. (2006). Psychotherapie der Borderline-Persönlichkeitsstörung. Schattauer. (Beschreibt psychodynamische Ansätze und übertragungsfokussierte Therapie, TFP.)

Dulz, B., Herpertz, S., Kernberg, O. F., Sachsse, U. (2019). Handbuch der Borderline-Störungen. Schattauer. (Ein umfassendes Nachschlagewerk für Fachleute.)

Literatur zum Themenkomplex »Borderline« für Betroffene und Angehörige

Kreisman,J.J., Straus, H. (2005). Zerrissen zwischen Extremen: Leben mit einer Borderline-Störung. Hilfen für Betroffene und Angehörige. Kösel. (Neue, Erfolg versprechende Therapie- und Selbsthilfemaßnahmen.)

Roth, G. (2018). Borderline verstehen: Ein Ratgeber für Betroffene und Angehörige. Beltz. (Erklärt die Störung und gibt praktische Tipps für den Umgang im Alltag.)

Weiterführende Literaturhinweise zum Themenkomplex »Sucht und Abhängigkeit«

1) Grundlagen der Suchtforschung:

Lindenmeyer, J. (2019). Sucht verstehen: Basiswissen für die Praxis. Beltz.

Batra, A., Buchkremer, G., & Bonnet, U. (2021). Abhängigkeitserkrankungen: Verstehen - Erkennen - Behandeln. Springer.

2) Neurobiologische und psychologische Grundlagen:

Nestler, E. J., Hyman, S. E., & Malenka, R. C. (2020). Molecular Neuropharmacology: A Foundation for Clinical Neuroscience. McGraw-Hill.

Kuhn, C., Swartzwelder, S., & Wilson, W. (2019). Buzzed: The Straight Facts About the Most Used and Abused Drugs from Alcohol to Ecstasy. W.W. Norton.

3) Psychotherapie und Behandlung von Sucht:

Körkel, J., & Schindler, B. (2019). Motivierende Gesprächsführung bei Suchtproblemen: Grundlagen und Praxisbeispiele. Hogrefe.

Pape, H., & Silbereisen, R. K. (2018). Psychologie der Sucht: Ursachen, Prävention und Therapie. Springer.

4) Sucht aus soziologischer und gesellschaftlicher Perspektive:

Hellmann, M. (2019). Sucht als gesellschaftliches Phänomen: Historische, soziale und kulturelle Perspektiven. Beltz Juventa.

Room, R., Babor, T., & Rehm, J. (2020). Alcohol: No Ordinary Commodity - Research and Public Policy. Oxford University Press.

5) Spezifische Süchte (z. B. Alkohol, Drogen, Verhaltenssüchte):

Klingemann, H., & Kunz, T. (2021). Alkoholsucht: Ursachen, Verlauf und Therapie. Springer.

Brand, M., & Potenza, M. N. (2022). The Neuroscience of Internet and Gaming Disorder. Elsevier.

Zum Autor:
Jürgen Bodelle, geb. in Frankfurt am Main, Volontariat als Verlagsredakteur, langjährige journalistische Tätigkeit. Der Autor hat als diplomierter Geistes- und Sozialwissenschaftler langjährige praktische Erfahrungen im Umgang mit physisch und psychisch beeinträchtigten Patienten aufgrund seiner Betreuungstätigkeiten. Er verfasste unter anderem eine Anzahl von populärwissenschaftlichen Publikationen zu unterschiedlichen geistes- und sozialwissenschaftlichen Themenbereichen.

Falls es Sie interessiert …

… weitere Sachbücher von Jürgen Bodelle

Worum es geht in:

»Ideologietheorien«

Die Menschheit hat in Jahrhunderttausenden in Schwerstarbeit enormes Wissen erlangt. Ideen, Denkungsarten, Weltanschauungen, Wertauffassungen und Religionsideologien waren unsere unweigerlichen Kopfgeburten. Die Märchenwelt der Urgesellschaft wollte von den Medizinmännern erklärt sein.

Jahrtausende später aber, in den letzten dreihundert Jahren, explodierte unsere Wissenswelt förmlich. Das Buch zeigt, wie der Ideenfluss, der Tsunami an Wissenschaft uns und unsere Welt geformt hat. Bodelle nimmt uns mit von der Urzeit und den biblischen Zeiten über die Antike und frühneuzeitlichen Ideologietheorien bis in die Jetztzeit und die angedachte transhumanistische KI-Zukunft des Silicon Valley.

Für die Neuzeit betrachtet der Autor die Ideenwelt von Charles Darwin, über Karl Marx und Friedrich Engels, Marie Curie, Albert Einstein, Stephen Hawking, Yuval Noah Harari bis zu Ray Kurzweil.

724 Seiten 32,00 €

Worum es geht in:

»Yuval Noah Harari und der Transhumanismus«

Yuval Noah Harari nimmt eine besondere Rolle im Rahmen der transhumanistischen Vision ein. In seinen Werken wie »Homo Deus. Eine Geschichte von Morgen« und »21 Lektionen für das 21. Jahrhundert« beleuchtet Harari die tiefgreifenden Veränderungen, die durch den rasanten technischen Fortschritt auf uns zukommen. In seiner Funktion als Ideengeber für die Big Tech vertritt er vehement den »Transhumanismus«, eine Denkströmung, die darauf abzielt, die menschlichen Grenzen durch Technologie zu überwinden.

Die Philosophie des Transhumanismus, die auf der Idee basiert, dass Menschen durch Technologie erheblich verbessert und weiterentwickelt werden können, bietet scheinbar faszinierende Perspektiven, birgt jedoch auch mehrere kritische Aspekte.

Einer der zentralen Kritikpunkte betrifft die Ungleichheit und den Zugang zur Künstlichen Intelligenz, was zur potenziellen Verstärkung sozialer und ökonomischer Konflikte führen kann. Der Zugang zu den fortschrittlichsten Technologien, die möglicherweise zur Verbesserung menschlicher Fähigkeiten oder zur Verlängerung des Lebens verwendet werden, könnte ungleich verteilt sein.

316 Seiten 16,00 €

Worum es geht in:

»USA am Anschlag – Betrachtungen zum Imperium Americanum«

Die FAZ vom 9. März 2003 schreibt: »Wir brauchen das Imperium Americanum. Die multipolare Weltordnung ist eine Gefahr für den Frieden. Die Vereinigten Staaten müssen Hegemon der Menschheit werden.« Bodelle geht den Interessen der USA und ihrem Handeln auf den Grund – ganz im Sinne von Helmut Schmidt, der 2006 feststellte: »Wir dürfen nicht zu willfährigen Ja-Sagern degenerieren. Auch wenn die Hegemonie Amerikas für längere Zukunft Bestand haben wird, müssen die europäischen Nationen gleichwohl ihre Würde bewahren. Die Würde beruht auf dem Festhalten an unserer Verantwortung vor dem eigenen Gewissen.“

Der Autor schlägt den Bogen von den Wirtschaftsinteressen und der politischen Agenda der US-Regierungen nach dem Zweiten Weltkrieg über äußerst brisante Rechercheergebnisse zu 9/11 bis hin zum aktuellen europäischen Konflikt in der Ukraine und rund um die Ukraine.

Analysen zu Veröffentlichungen von Whistleblowern wie Julian Assange oder Katherine Gun wie auch die Thematik der US-Hit-Man-Strategie geben dem interessierten Leser Anhaltspunkte an die Hand, die ihn zur eigenen Beurteilung der hegemonialen Interessen der USA in die Lage versetzen.

520 Seiten 32,00 €

Falls es Sie interessiert …
… Romane von Stefan Koenig

Die fantastischen Zeitreise-Romane …

Worum es geht in:
»2034«

Der dystopische Roman spielt 10 Jahre nach Corona, 50 Jahre nach Orwells 1984 und 100 Jahre nach Gröfaz, dem Größten Führer aller Zeiten. Es ist eine Fortsetzung der Orwellschen Schreckensvision. (*DER SPEIGEL* vom 20. August 2031: »Dennoch lädt die Story immer wieder zum Schmunzeln ein, beispielsweise, wenn die erzählende Ich-Person gelähmt und scheintot auf dem kalten Stahltisch liegt und erleben muss, wie die Pathologen sich fachmännisch über seine Zerteilung Gedanken machen.«)

2034 leben wir in einer sterilen Demokratie, einer Art digitalem 1984. Noch nie habe ich so viele Menschen so mundtot erlebt. Ich selbst war scheintot und lag auf dem kalten Stahltisch der Pathologie. Deutschland war wieder einmal gespalten.

Im Norden herrschte ein rigoroses Regime – und *ER* war wieder da.

Im Süden hatte sich das Land zu einer komfortabel-digitalen Diktatur unter Karl Lauterbach gemausert.

Vielleicht erinnern auch Sie sich, wie es dazu kommen konnte. Alles begann mit diesem Virus. Damals, als ich hilf- und reglos auf dem Seziertisch lag und der Pathologe mit seiner Geflügelschere vor meinen starren Augen herumfuchtelte.

Worum es geht in:

»Freie Republik Lich – 2023«

Lich, 2023. Fast hätte die Pandemie zum Bürgerkrieg geführt. Bevor es dazu kam, zerfiel die Bundesrepublik Deutschland in drei Teile: die Südstaaten, den Nordost- und den Westbund. Nur uns, in Deutschlands Mitte, hatten die Generalstäbe vergessen. Für sie waren wir Niemandsland. Wir machten das Beste daraus und riefen die Freie Republik aus. Und Arnold Aurora, dieser charismatische junge Mann in Jesuslatschen, wurde unser Staatschef. Nun mussten wir sehen, wie wir mit dem Logistikmonster klarkamen. Die Wüst AG hatte einen starken Sicherheitsdienst engagiert. Aber wir hatten eine kluge Verteidigungsministerin und eine tapfere Bürgerwehr – und dann kam plötzlich dieser schreckliche Nebel … zum Glück!

»Der Thriller bewegt sich zwischen beißender Satire und grausamer Realpolitik. Nichts für schwache Nerven« (MAZ, 31. März 2033)

Worum es geht in:

Sturm über Lich - 2022

Die Natur spielt verrückt. Und so erzählt man sich in einer geheimnisvollen Villa auf einem Hügel in Lich gleichfalls verrückte Geschichten – das Grauen über Lich kam mit dem Logistikmonster, da ist man sich sicher. Aber die Zusammenhänge bleiben im Unklaren. Mit einem schrecklichen Wintersturm im Januar 2022 bricht von einem Tag auf den anderen ein weiteres Unheil über die liebliche Kleinstadt in der Mitte Deutschlands herein. Neben der Naturkatastrophe bestimmen plötzlich auch Mord, Intrigen und dämonische Kräfte das Leben der Bewohner.
Das Böse scheint von einem Fremden, Niko Lamor, auszugehen. Denn dieser Mensch, wenn er denn einer ist, stellt eine Forderung, die den Bürgern schleierhaft bleibt …

Mit »Sturm über Lich – 2022« erweitert Stefan Koenig seinen fiktionalen Thriller »Freie Republik Lich - 2023« um eine literarische Verarbeitung von politischer Moral und hausgemachter Klimakatastrophe.

Worum es geht in:

Der Fremde – Lich, 19. Januar 2022

Es ist die Fortsetzung von »Sturm über Lich«. Ein Jahrhundertsturm wütet. Und ein Fremder, ein unheimlicher Mensch – wenn er denn ein Mensch ist – hält eine Kleinstadt in Atem. Er verfügt über das Talent eines dämonischen Zauberers mit der Gabe, die Bürger gegeneinander auszuspielen und Misstrauen und Zwietracht zu säen. Die Gemeinschaft der Bürger wird auf eine harte Probe gestellt.

Stefan Koenigs neuer Roman »Der Fremde« gleicht einer postmodernen Parabel, versetzt mit Elementen eines mystischen Thrillers – und dreht sich um politische Doppelmoral, um Schuld, um Sühne und um Naturdesaster, von denen wir seit 40 Jahren wissen und die uns heute fluten.

Die realistischen Zeitreise-Romane …

… berichten in einem interessanten Spannungsbogen von den Jugendbewegungen, von Aufbegehren und Anpassung, von Revolte und Niederschlagung, von Erfolg und Misserfolg der aufeinanderfolgenden Generationen von Mitte der 1960er Jahre bis zur Mitte der 2000er Jahre. Die Fortsetzung bis zur Gegenwart ist geplant.

Worum es geht in:

Sexy Zeiten – 1968 etc.

Der erste Band dieser realen Zeitreise-Serie ist eine Reise in die bewegte Jugendzeit der jungen Bundesrepublik in den Jahren 1966 bis 1969. Aus dem Inhalt: Wie wir aufwachten * Schmetterlinge in der Arktis * Kiesgrubenromantik * Schüler & die liebe Schule * Wer nicht verkehrt, lebt verkehrt * Love & Peace * Demo macht Spaß * Revolutionäres Kamasutra * Nicht allein das ABC bringt den Penis in die Höh‘ * Wie wir bangten, wie wir hofften * Auf nach Holland! * Sexy Rauchbomben * Berlin, der Schah & Benno Ohnesorg * Hair – das Musical * Medizin für Vietnam * Woodstock * Liebesgutscheine zum Geburtstag.

Worum es geht in:

Wilde Zeiten – 1970 etc.

Im ersten Band der Zeitreise-Serie, *»Sexy Zeiten – 1968 etc.«*, habe ich unser jugendliches Aufbegehren in seinen Anfängen geschildert, zum Teil eine individuelle, teils eine Familien- und im Ganzen eine gesellschaftliche Geschichte. Geschichte in Form eines Romans. Nun reisen wir von den Sechzigern weiter in die erste Hälfte der Siebziger Jahre. Auch hier erleben wir den Protest in all seinen Variationen. Und wir verspüren bereits erste gesellschaftliche Veränderungen – einige von uns gingen auf den großen Hippie-Trail, andere versanken im Studium von Marx und Engels, engagierten sich in Kirchen, Kinderläden, Verbänden und Parteien.

Einige standen, wie könnte es anders sein, abseits. Der Vietnam-Krieg – Antrieb unserer Rebellion – ging zu Ende. Die Politik trieb Wandel durch Handel und wurde etwas weniger aggressiv. In diesem Moment wurde die alte Bundesrepublik bunter. Das allgegenwärtige Grau blätterte ab und eine andere Fassade kam zum Vorschein. Was bewegte uns damals?

(Neue Zeitung: »Eine spannende Reise durch die Zeit der Gutgläubigen, der Gammler, der Hippies, der aufrührerischen Studenten und Ausreißer«)

Worum es geht in:

Crazy Zeiten – 1975 etc.

Mitte der Siebziger Jahre – eine spannende Zeit & eine Zeitreise mit einem persönlichen Spannungsbogen … Was und wer spielte alles eine Rolle auf der großen Bühne der Weltkultur und Politik? Und speziell bei uns im geteilten Deutschland? Im Westen: Rio Reiser * Hare Krishna * Pop & Folk * The Kelly Kids, wie sie sich damals noch nannten * Dutschke & sein Attentäter * Hippies Revival * Heroin & der Tod auf Raten * Liebe contra Sex * RAF & Terror * Beckenbauer wurde Kaiser * Christiane F. * Ilja Richter * Schmidt-Schnauze * Pink Floyd & das rosa Schwein * Whyl & Brokdorf * Udo Lindenberg * Und im Osten? Wolf Biermann & die AKW Rheinsberg & Greifswald * Nina Hagen hatte den Farbfilm vergessen & die Weltjugendfestspiele waren over.

In diesem Band schildert Stefan Keonig anschaulich und ergreifend die Geschichte des Scheiterns eines Hippie-Mädchens, das von Zuhause ausbüxte, um in Marokko die wahre Liebe, das wahre freie Leben zu finden, aber dann den Tod durch Heroin fand.

Worum es geht in:

Bunte Zeiten – 1980 etc.

Punks & der New Wave Tsunami * Dead Kennedys & San Francisco * Earthquake & Donuts & American Love * Frequenz ist Trumpf & Rollerblades in L.A. * Der Weihnachtsmann von Hawaii * Verfolgung auf mexikanisch * Kuhfladen & Crazy Pilze * Berliner Instandbesetzung & Rebellion * Da, Da, Da & die Deutsche Welle * Fitzcarraldo & das Schiff auf dem Berg * Der verrückte Kinski & der Bierglas-Wurf * Bullen sind lieb & Uschi Obermaier ist einsam * Rocky Horror Picture Show * Das Rockpalast-Festival * Flick & Kohl & Sweet Spendenland * Bahnhof Zoo & Heroin * Der alternative Bauernhof & Rio Reiser * Otto & die Ottifanden

Dieser Zeitreiseband spielt zu einem großen Teil in den Vereinigten Staaten von Amerika und erzählt von einer großen Reise und großartigen, aber auch tragischen Erlebnissen in einer großartig erscheinenden Welt, die dem Scheckbuch, der oberflächlichen Freundlichkeit, aber auch der echten Herzlichkeit, dem Kaugummi und der Plastikkultur gewidmet ist.

Worum es geht in:

Rasante Zeiten – 1985 etc.

Die 1980er Jahre. Die Spät-68er wurden erwachsen. Peter Maffay und die DDR-Band Karat ließen uns über sieben Brücken gehen. Udo Jürgens sang »Adler sterben«, und Rio Reiser hielt dagegen mit »Alles Lüge«. Madonna und Michael Jackson starteten sexy durch. Trendy und überlebenswichtig wurde das Thema Umweltschutz. Uwe Barschel überlebte seine Beziehungen zum organisierten Waffenhandel nicht. In Genf, dem Drehpunkt der Politmafiosi, lag er tot in der Badewanne. Die CIA trieb ihr Unwesen, aber die Stasi geriet in Verdacht. Die Corona-Krise von damals war die Nuklearkatastrophe von Tschernobyl. Wir kauften säckeweise Milchpulver. Verstrahlte Frischmilch, Cäsium belastetes Gemüse und Obst waren tabu. Nie wieder wollten wir eine solch schlimme Krise erleben. Aber wir tanzten trotzdem.

Ein Band der Katastrophen? Weiß Gott nicht! Immer wurde auch gelacht, gehofft, gebangt, freudig an Alternativen gearbeitet – die Probleme der Vorjahre erforderten das Denken nach vorne. Aber da waren auch andere Kräfte am Werk, beharrende Kräfte. Kräfte mit großen Interessen.

Worum es geht in:

Blühende Zeiten – 1989 etc.

Das Jahr 1989. Irgendwas veränderte sich. Irgendwas rumorte. Hier wie dort. Im Privaten. Im öffentlichen Raum. Herzflimmern. Die Mauer fiel, die Mauer blieb. Dann diese Treuhand. Es gab Verrat. Und die Wendehälse. Und die Kalte-Kriegs-Gewinnler. Die Im-Stich-Gelassenen. Die falschen Versprechungen. Die Tricks. Die Morde. Die Verschwörungen. Dann die Folgejahre. Und die Folgen. Blühende Landschaften? Unsere Kinder wurden älter und alte Probleme blühten neu auf. Manche von uns wurden arbeitslos. Einige machten Karriere. Viele hatten zu viel um die Ohren. Andere wussten den Tag nicht zu füllen. Wir hörten Musik und schalteten ab, wenn es zu heftig wurde. Wir suchten neue Kontakte, fanden neue Freunde und manche teilten die Welt neu auf. In Ossis und Wessis. Aber die alte Teilung blieb – in Oben und Unten. In eine Welt des Friedens und eine des Krieges. In Reich und Arm.

Ein System stürzte zusammen. Ein anderes System wähnte sich im Vorteil. Und nutzte ihn schamlos aus. Der östliche Machtblock löste sich auf. Nicht so die NATO. Die USA dehnten ihre Militärbasen auf neue Länder aus. Aber auch die hoffnungsfrohe Vereinigungskultur dehnte sich weltweit aus. Friedenslieder bekamen einen neuen hoffnungsvollen Klang.

Worum es geht in:

Neue Zeiten – 1990 etc.

Die Jahre zwischen 1990 und 1993. Alles war neu. Hoch wurde gepokert. Hoch wurde gestapelt. Was war Treue wert? Wo war die treue Hand der Treuhand? Wer schützte wen? Und wem gehörte das Volkseigentum? Video-CD's waren auf dem Vormarsch. Die DM-Armee marschierte gen Osten. Alles wurde teurer, dafür bunter. Eine neue Kälte zog ein. Aber die heiße Liebe war nicht totzukriegen. Love & Peace waren aktuell wie nie. Udo Lindenberg besang die »Bunte Republik Deutschland«. Und die Wendehälse reckten ihre Hälse empor und konnten sie nicht vollkriegen. In Leuna liefen tausende Arbeitslose zu den Ämtern. Unsere Kinder fanden neue Helden. Ein Hippiefestival erlebte ein Revival. Die Flower-Power-Geister von Burg Herzberg feierten weit über Mitternacht. Das erste Wacken fand statt – in Wacken.

Hoffnung auf ein besseres Leben, auf Reisen, auf die Entdeckung einer neuen Welt – all das auf der einen Seite des friedlich abgetragenen Eisernen Vorhangs. Auf der anderen Seite: Verlustängste, Vorbehalte, erst die heimliche, dann die lauter werdende Forderung nach einer neuen Mauer – die Wessis im Wahn eines Besitzstandverlustes.

Worum es geht in:

Verflixte Zeiten – 1994 etc.

Es schien, als versickerten die Jahre zwischen 1993 und 1996 in den unterirdischen Kanälen der Geschichte. Aber so war es nicht. Das neue Deutschland plusterte sich auf. Es mischte sich ein ins Weltgeschehen. Nach innen mimte der Staat den starken Mann. Hoffnung und Arbeitslosigkeit stiegen gleichermaßen. Die Wirtschaft schmierte ab. Das politische und wirtschaftliche System verflochten sich mehr und mehr miteinander. Unsere privaten Probleme blieben. Musik und Kultur versüßten uns den Alltag. Unser Glück, unsere Liebe, unsere Partner und Kinder gewannen an Bedeutung. Im irischen Honeybridge trafen sich alte Freunde aus aller Welt. Ein Mann aus der Freundesrunde, ein junger Mann, litt unter Depressionen und stand am Rand der atlantischen Klippen. John und Mara retteten ihn. Und viele retteten so manches, was im Großen und Ganzen unterzugehen drohte.

Stefan Koenig gelingt ein imposantes Zeitgemälde, dem es an Spannung, Information und erzählerischer Sanftmut wie Empörung nicht mangelt.

Worum es geht in:

Schöne Zeiten – 1997 etc.

Die guten alten 90er-Jahre. In diesem Band nähern sie sich dem Ende. Aber die Zeit zwischen 1996 und 1999 hat noch viel zu bieten.
Gute Musik.
Und tolle Bands.
Aber auch schwere Jungs.
Und eine Rechtschreib-Reform.

Fußballfieber und starke Konzerte. Aber auch Auftragsmorde. Und Tic Tac Toe. Schuldsprüche und Freisprüche. Dazu Hochstapeleien und falsche Ärzte. Und die Entführung einer Zehnjährigen in Wien. In Bonn schlug Helmut Kohls letzte Stunde. Es schien als bewegten wir uns damals im Spinnennetz der Geheimdienste wie auch im Netz politischer Korruption. Dabei war für uns nur die Liebe von wahrem Interesse. Und die Friedenssehnsucht.

Wieder gelingt Stefan Koenig ein eindrucksvolles Zeitgemälde, das er in effektvollen und dennoch realistischen Farben, von mausgrau bis kunterbunt, zeichnet. Eine deutsche und zugleich persönliche Saga, spannend und informativ.

Worum es geht in:

Kuriose Zeiten – 1999 etc.

Die Jahrtausendwende. Was würde sie uns bringen? Die Hell- und Schwarzseher hatten Hochkonjunktur. Aber das Internet und die Computer hielten dem Jahrtausend-Virus und der Änderung der digitalen Zeitangabe stand. Der Weltuntergang blieb aus. Wir feierten im Laubacher Schloss. Die Mittelaltermärkte blühten auf. Dort zahlte man in Taler. Doch schon stand der Euro vor der Tür. Das Schul- und Bildungssystem stand auf dem Prüfstand. Ein Schulroman schlug Wellen. Der grüne Außenminister bekam einen roten Farbbeutel ab. Prinz Philip trat ins übliche Fettnäpfchen. Kanzler Kohl verkohlte uns mit dem Ehrenwort. Banken halfen beim Steuerbetrug. Ehen scheiterten. Betrüger feierten Partys. In Washington tagte die Fünferbande des neu gewählten Präsidenten in geheimer Mission. Nostradamus ist ihr Berater. Wir sind mit unseren Pubertieren und dem Älterwerden beschäftigt. Hält uns die Musik jung?

Stefan Koenig malt in abwechslungsreicher Weise und in unterschiedlichen Farben die Jahre zwischen 1999 und 2001. Er schließt den vorliegenden Band kurz vor dem großen Knall ab. Aber man ahnt, dass etwas Ungewöhnliches geschehen wird.

Worum es geht in:

Blendende Zeiten – 2001 etc.

Das folgenschwere Jahr 2001 mit 9/11. Der Anschlag auf das World Trade Center – eine unvorstellbare Blendung? Es bestimmte das weltweite Geschehen. Andere Geschichten finden ihre Fortsetzung. Oder sie finden ihr Ende:
Die amüsant-tragische Story des Hochstaplers Gerd Postel. Oder die des spleenigen Hamburger Finanzbetrügers Jürgen Harksen. Der Kampf gegen Windmühlen, die der Lübecker Oberstaatsanwalt Wille in der Ermittlungssache zum mysteriösen Tod von Uwe Barschel führt.

Die tragische Entführungsgeschichte der damals zehnjährigen Natascha Kampusch, die jetzt mit 13 Jahren noch immer von ihrem Entführer versteckt wird. Die Kids der Alt-68er haben die Pubertät längst hinter sich, ebenso wie deren Musik: Die Songs der Stones, von Led Zeppelin und ABBA. Musikgeschmack, Sprache und soziales Verhalten ändern sich. Die Zeit steht nicht still. Und ruhig ist sie wahrlich auch nicht.

Stefan Koenig liefert ein neues, spannendes und zugleich informatives Bild über die ereignisreiche Zeit zwischen September 2001 und Mitte 2004.

Weitere Folgeromane in der Zeitreise-Serie:

Verführerische Zeiten – 2005 etc.
Komische Zeiten – 2008 etc.

Bisher erschienen von Stefan Koenig
außerhalb der Zeitreise-Serie:

Mollath, Frau Merkel und ich
Psycho-Roman, 2015, 344 Seiten
Nur noch über den Verlag erhältlich

*

Tag 1 - Als Gott entstand
Woher wir kommen. Wer wir sind.
Ideengeschichte der Menschheit, 2018, 512 Seiten

Stefan Koenig

Nina N.

Ein Roman der Jahrtausendwende

Als die achtunddreißigjährige Alice nach sechs Jahren Haft den siebzehnjährigen Tom kennen lernt, hat sie bereits ihre neue Identität – als Nina Nowak. Die willensstarke Frau, von deren Schicksal niemand ahnt, taucht mit illegalen Mitteln in eine ihr unbekannte Berufswelt ein. Aus Not und aus Sehnsucht nach einer verborgenen Liebe lässt sie sich auf das »Abenteuer Schule« ein. Aus der Schauspielerin wird eine geschätzte Sport- und Physik-Lehrerin. Tom zuliebe setzt sie ihre magische Begabung ein und traut sich an Einsteins Raum-Zeit-Theorie heran.

In einem Schriftsteller-Seminar befreundet sie sich mit der siebenundzwanzigjährigen Nora. Und Nora lernt das Trauma ihrer neuen Freundin kennen. Gerüchte über die beliebte Lehrerin entstehen. Auch wenn diese schließlich zerplatzen, so erschweren sie doch Ninas Weg.

Die Frauenfreundschaft hilft lindern, aber der entscheidende Schritt bleibt aus. Der Alltag eines dubiosen Schulgeschehens scheint Ninas Problem zu überdecken. Bis Nina bei Tom und seinem Vater Leo einzieht – Ninas Schulamtsvorgesetztem. Ein Pulverfass an Gefühlen entsteht. Plötzlich taucht auf dem Höhepunkt ihrer schulischen Karriere ein dunkler Schatten aus ihrer Vergangenheit auf und zwingt zum Handeln.

Wird sie durch Mauern gehen? Wird sie die Kraft finden, den Justizirrtum von damals aufzuklären?

Aber da gibt es noch eine Doppelgängerin, die ungeschminkte Nina Nowak. Sie ist ebenfalls Lehrerin – allerdings in einer siebzig Kilometer entfernten Großstadt. Als sie plötzlich verschwindet, beginnen die polizeilichen Ermittlungen ...

»3033«
Stefan Koenigs neue fantastische Zeitreise zur Entstehungsgeschichte der KI. Spannend in zwei Bänden erzählt.

Worum geht es?

Elon Musk suchte 2023 einen neuen PR-Mitarbeiter für seine Gigafactory im brandenburgischen Grünheide. So lernten wir uns kennen. Okay, insoweit bin ich vielleicht als Berichterstatter befangen. Aber sei's drum, es gibt Schlimmeres. Einzelheiten hierzu erfahren Sie im ersten Kapitel. Dann nahm er mich mit nach Muskland bei LA und ins Silicon Valley, wo ich Mark Zuckerberg, Jeff Bezos, das Scheidungspärchen Bill und Melinda Gates, Larry Page, Peter Thiel, George Soros, Warren Buffet und die Brüder Charles und David Koch das erste Mal in meinem Leben traf. Mehr dazu schildere ich Ihnen im zweiten Kapitel.

Ich berichte Ihnen aus dem Jahr 3033, vergessen Sie das bitte nicht. Damals, vor 1011 Jahren, hatte ich nicht im Traum daran gedacht, mit dieser durchaus netten Hyänen-Bande einmal gemeinsam aus einem tausendjährigen Kälteschlaf aufzuwachen. Eigentlich wollten wir nur 100 Jahre schlafend überbrücken. Bis sich zumindest das Kapital der American Big Five ohne ihr Zutun vertausendfacht hatte.

Wir entschlossen uns also zu einem kalkulierbaren Abenteuer, dem ich als Autor und Protokollant beiwohnen sollte. Sie wissen schon: Kryonik! Aber als man uns auftauen wollte, funktionierte die Sache mit der Energie nicht mehr so, wie damals, als man uns einfror.

Eine Notschaltung, die uns nicht nach 100, sondernd erst nach rund 1000 Jahren zurückholte, war unsere Rettung. Doch die Welt, die wir nach 1011 Jahren sahen und erlebten, war nicht die, die wir erwartet hatten.

Niemand von uns, Elon Musk vielleicht ausgenommen, war in jenen Jahren der neuen Kryo-Konservierungstechniken fantasiebegabt genug, um sich das Ausmaß der globalen Veränderungen vorzustellen, die uns nach der Wiederauferstehung erwarteten – einschließlich der Veränderungen der Menschheit, wenn man hier noch von Menschheit sprechen konnte. Was dies betrifft, so erfahren Sie die Einzelheiten im vorletzten Kapitel.

Im letzten Kapitel geht es um das Überleben unseres exklusiven US-Clubs in einer Welt der kalten künstlichen Intelligenz und des von Klaus Schwab und Yuval Noah Harari angedachten Transhumanismus. Die Menschen, die uns in 1011 Jahren begegnen, sind nicht mehr die Menschen, die wir von heute kennen; es sind gefühllose Roboter. Und sie haben uns in einen Zoo gesteckt – einer Art archäologischem Museum. „Prost Mahlzeit", hab' ich mir gedacht. „Wie kommen wir hier bloß wieder raus?" Aber war das überhaupt erstrebenswert bei der kaputten Welt da draußen?

Und in den Kapiteln dazwischen? Da erfahren Sie, wie es zum gemeinsamen Vorhaben der Hyänen-Bande gekommen war, was sich die mächtigen amerikanischen Tycoons vorgenommen hatten und weshalb ich mich mit ihnen einfrieren ließ. Es war ein Abschied vom Leben lange vor unserem Tod.

***

Stimmen aus der Zukunft zu den beiden KI-Bänden **»3033 – Meine Reise mit Elon Musk …«**

›Mit »3033« hat Stefan Koenig eine bedrohliche Matrix unserer Tage an die Wand gemalt. Sein Roman illustriert auf eine packende Weise, wie aus vermeintlich frei agierender Künstlicher Intelligenz die Tyrannei des Big Tech zu werden droht – egal, ob Elon Musk auf dem Mars das Bewusstsein der Menschheit zu konservieren vermag oder nicht.‹
(Lunar News.com)

›Die Realität quillt aus allen Zeilen dieses KI-Romans hervor, sie ist aufregend, beängstigend und doch voller Hoffnung.‹
(Publishers Monthly)

›Ein erstklassiges KI-Debüt mit einigen der besten Robotnik-Szenen, die es je zu lesen gab. Für Spannungsleser und Wissbegierige, die sich mit der Künstlichen Intelligenz anzulegen wagen – here we go.‹
(New Times.com)

›Koenigs »3033« ist so wahr, wie die Zukunft offen scheint. So wahr, wie der Schrecken des zivilisatorischen Untergangs. So wahr, wie Krieg und Frieden. Wahrer als die Wahrheit – ein erschreckender Blick auf das, was schiefgehen kann.‹

(daily_mars.com)

›Brutal spannend. Herzlos technisch. Grausam realistisch. Kompromisslos humanistisch.‹

(Weekly News, New York)